喝采症候群

独断的パラノイア論

木田恵子

太陽出版

本書は一九八六年一月十五日、彩古書房より発行されたものの復刻版です。

はじめに

今、ここに書こうとしていることが、果たしてどれほど読者のお役に立つのだろうかと、じつは内心ためらいを感じております。これまで何冊かの本を書いてきましたが、その大部分は精神分析の臨床からみた育児上の具体的な意見であり、親御さん方や学校の先生には必ず御参考になるはずだというささかの自負がありました。

しかしこのたびは、ある種の性格を中心に、その性格の日常的な現われ方を思いつくままに述べてみようということなので、読んでためになるなどとはとてもいえません。

その性格とは、一歳の幼児のあり方を心において観察すると、何となくぴったりするようなので、私は〝一歳人〟と名づけましたが、じつはひそかに、これがパラノイアなのではないかと思っているのです。人は誰でも一歳の時代を通過しており、その名残りを性格のどこかにとどめているのでしょうから、この一歳人的傾向は誰にでもあるでしょうが、量の多少が問題で、まるまる一歳人ということになりますと、かなり強烈な個性で周囲を悩ませたりします。

精神分析学はオーストリアの著名な精神医学者ジグムント・フロイトが神経症の治療をとうして創始し、生涯をかけて修正補充し、切磋琢磨してまとめた学問ですから、治療法としてはじまりましたが、治療法を越えて人間の本質の解明に貢献するものということができましょう。

神経症患者に精神分析の治療法を用いますと、必ず幼いころの問題が出てきますので、どうしても幼児期の心理を深く追求することになり、幼児心理に精通させざるをえなくなったとフロイトは言っております。その治療体験のなかから、フロイトは子供の心の発達が身体の生理的発達と抜きさしならずかかわっているという確信を得ました。

一般には生まれつきの性格ということをいいますが、精神分析学では、生まれつきの素質は否定しませんものの、その素質が胎児のころからはじまって六歳くらいまでの間に、どのように扱われ、それをどう受けとめたかで性格が形づくられてゆくと考えております。素質とは何なのか具体的には述べられておりませんが、肉体的条件をいうのではないかと私は考えております。

神経症の発生にいちばん関係の深い時期は、だいたい三歳から六歳ぐらいなので、フロイトの研究もその時期に重点がおかれていますが、研究が深まれば必然的に三歳以前にさかのぼらざるをえなくなります。三歳以前の問題は精神病に関係しており、いわゆる〝百まで〟といわれる三ツ子の魂、つまり動かし難い根本的性格はこの時期につくられると考えられています。

日本精神分析学会をつくられて、わが国精神分析学界の父といわれる古沢平作博士は、日本人でただ一人、直接フロイトに師事された精神分析家ですが、「アジャセ・コンプレックス」を論じた「罪悪意識の二種」という論文をフロイトに提出して、その人の人生は母の胎内からすでに始まることを主張されました。胎児は五カ月にもなればものを感ずる能力があるから、妊娠中の母親の心身のあり方が子供の性格の基礎に影響するといわれるのです。「罪悪意識の二種」については前の著書『親たちの過誤』に詳しく紹介しております。

古沢先生は何の素養もない私にとって、昭和十六年からお教えを受け、師と仰ぐただ一人の方でありますが、最近、胎児の研究が進むにつれて、現代のような精巧な機械もない時代である昭和の初期に、そのような主張をされた古沢博士の炯眼に改めて脱帽する次第です。

古沢先生はフロイトの治療法である自由連想法を忠実に実践しておられ、それについて、「症状をトコトンまで押しすすめることよりも、症状を問題にせず、自由連想法をさせておいて、そこに現われた着想をとらえ、症状とは無関係に学説を説明してゆく。症状分析でもなく、後に性格分析と名づけられた力学的な方法でもなく、全く特殊な方法。そこに展開された患者の精神は、意外にも順序正しく、しかも患者の固有な構造に従って、(この間中断したり再開したりしつつも)、ついには症状消失、治癒となる。」

とノートにしたためられたのを筆記させていただいております。

私も教育のためにと、この自由連想法を受けさせていただき、その後の御指導を経て、人の分析もしてまいりましたが、たしかに、〝意外にも順序正しく〟被分析者は着々と自分の幼年時代をさかのぼり、その人固有の生育の歴史が展開されます。時にはその人の出生時のあり方まで表現されることがあります。

そのような経験のなかから、いつか、基本的性格を、0歳型、一歳型、二歳型という三つの原型に分けてみるようになりました。そのことを書いた『0歳人・一歳人・二歳人』という本を五年前に出しています。

表題の「喝采症候群」というのは、教育分析を受けにきたある秀才が、多忙な母をはじめ、周囲の人たちを引きつけるためにしきりにお利口ぶりを発揮する一歳児の状態につけた名前です。一歳人のある側面を大変よく表現していて面白いので、了解を得て使わせてもらうことにしました。「喝采症候群」といっても、一歳のその部分だけとりあげてもあまり意味がありませんから、自由連想法のなかに現われてくるその周辺にも目をむけ、それらをこまごまと語ることになります。それは自然に私の分析技法を語ることになりましょう。私は学者ではありませんから、学問的に技法論の論戦を張るつもりはまったくありません。ただ、自由連想法のなかで見たまま聞いたまま記述するにすぎません。

私には、医師ではないという自戒が常にありますので、自分は治療者ではなく悩み多い人の同伴者であり、その人の悩みをより深く理解するために精神分析を行うにすぎないと思っております。

それだけに懇切になり、時間なども正規の分析の二倍もかけていますので、専門家の批判はまぬがれないところですが、懇切から得るもの、得たものは、あるいは専門家にも御参考になることがあるかもしれないという、多少の期待がないわけではありません。

日本人にはパラノイアは少ないという説もあるなかで、あえて〝パラノイア・ヤポニカ〟という言葉をしばしば口にされた古沢先生に、この「喝采症候群」を捧げたいのですが、先生は虚空でカラカラとお笑いになるでしょうか。

師父よあなたが正しく坐り
そらのけはひをきいてゐられますことは
何たる私への慰めでしょう。（宮沢賢二）

一九八五年　秋

合掌

目次

はじめに

第一章　喝采症候群由来……11

私の自由連想法　11

新しい分析は引き受けない理由　自由連想法の基本形式

第二十六回の連想要点　14

連想内容の解釈について　18

分析医の数だけ解釈技法がある？　無意識について

自由連想後の会話　26

赤ちゃんの贈り物　赤ちゃんの不満　支配・干渉・圧迫の実体

ウンチタイム、ナシ　「を」と「に」の違い　いい子の実体

からみと一歳児　一歳児の誇大妄想　ほめられ中毒

ネガティヴ喝采症候群　56

推測と断定　女児にとっての父　人はみな自分に注目している

第二章　正気のなかの病気……69

古沢平作先生の精神分析　69

古沢先生の母理論　精神分析ビタミン不足説　私の精神分析勉強

性格形成についての私見　82

パラノイアとの出合い　リビドー編成と病状の関係　愛憎相反性と感情の波

大人のなかの一歳児部分　102

パラノイアという病気　ホトンドビョーキとホントニビョーキ

幼児話法と合理化的自己主張　一歳児の恨み　叱ること、オコルこと

一歳児さんたちとその周辺　126

相手だけを責める人たち　家族内暴力について　家の影響、母の影響

一歳人に喰われる人　ボンヤリ病と三代目　服装まで支配する人

昇華と自己教育　いじめと執念　健全な身体のなかに宿るもの

見栄と一歳人　人のものは自分のもの　みかえりの要求について

物欲と一歳人　思い込みの魔術　一歳人と気分の波

第三章　喝采症候群の終焉……243

第一章　喝采症候群由来

私の自由連想法

新しい分析は引き受けない理由

表題にしたがって、まず〝喝采症候群〟の話が出たあたりの状況から始めましょう。

I氏は、一流大学を出て一流会社に就職したのですが、司法試験を受けたい気持ちが強く、結局会社をやめて時間にゆとりのある学習塾の時間講師になりました。ところが、小学校高学年から中学にかけて思春期の子供たちをみているうちに、子供の心理や教育に興味がわいてきて、ときには司法試験のほうがどうでもよくなるような気分にもなるのだそうです。

教師になるにしても、法律家になるにしても、人間の深層心理を知ることは非常に利益になると考え、精神分析の本をあれこれ読みあさるうちに、どうしても教育分析を受けるべきだと思うようになり、ある先生の紹介状を持って訪ねて来ました。

じつは二、三年前から私は新しい分析は引き受けまいとする気持ちが強くなっています。出版社の方はそのことを知っておられて、私の住所など問い合わせがあると、先生は大変お忙しいから無理でしょうと言われるようですが、本当は全然忙しくなくて、ただやる気がないのです。

はじめに書きましたように、私の自由連想法では着々と幼年時代にさかのぼってゆき、人生の初期までもどったりするので、分析が一応終了するまでには一年、二年はすぐたってしまいます。私も老齢ですから、いつダウンするかもわかりませんから、幼児返りしたような状態のときに中断するようなことがあっては、まことに無責任で申しわけないことだと思うのが第一の理由です。

第二には、何といっても年のせいで記憶力も洞察力も退化していますから、とてもいけません。分析をするうえでの記憶力、洞察力の大切さについては、たぶん自由連想法の引用をみて下されば御理解いただけるでしょう。

それから、じつのところこれが一番の問題点でしょうが、年をとって、もともとの面倒くさがりがひどくなってしまい、今からまた、新しい人の奥深い心のひだに入りこむことなどは考えただけでもおっくうなのです。

それにI氏の言いぶんは、話としては筋が通っているものの、何となくモラトリアムふうの動きにパラノイアくさいものを感じ、そのことも面倒な気がしました。パラノイアにつき合うのがなぜ面倒かは、おいおいわかっていただけることと思います。

しかし、氏の申し入れが熱心なのはともかく、紹介者の先生のことを考えるとことわりにくくて、とうとう引き受けてしまいました。はじめてみますとさすがに秀才で、基本規則もキチンと守り、理解も良く順調に進行し、二十六回目には新生児の時代から折返して、一歳のところまで立ちかえったように感じられました。

自由連想法の基本形式

はじめての読者には、こういう言い方はなんだかインチキくさいと思われましょうが、自由連想法をしておりますと、先にも述べたように着々と生育の歴史をさかのぼりますので、たいてい新生児の状態を表現しているにちがいないというような連想内容が出て、そこから折返してくるのがわかります。人によっては、これはもしかしたら胎児的状況ではなかろうかと思われるような表現に出合うことすらあるのです。

自由連想法というのは、被分析者が寝椅子かベッドで身体を楽にし、分析者が後ろにいて話をきます。話すことは頭に浮かんだことを理性的な選択をしないで何でもしゃべるのが原則です。つまらないこと、恥かしいこと、分析者に対する批判攻撃など、顔をつき合わせていてはとても口にしづらいことも、頭に浮かべば話さなければなりません。とはいえ、一度に二つの事柄を思いつい てどっちを話していいか困ったり、頭の動きが早すぎて口のほうが間に合わなかったり、どうしても言いたくないこともありましょう。人間のやることですから、そうそう原則どおりにゆかないこともありますが、私の場合は、できなければできないということも一つの表現としてデータに組み入れるようにしています。

そうやって四十分あまりもじっと聞いていますと、長い独言のなかに、たとえとりとめなく話があちこちしても、樹液のように流れているテーマをみつけることができ、それが何歳ごろのどんな状況や感情を表現しているのかが、何となく見えてきます。その見えたものを被分析者に告げるのを解釈と呼んでいますが、私は解釈のあとしばらくそのテーマについて話し合うようにしています。そのために、正規の分析の倍も時間を使うことになりますが、これはフロイトが毎日行うことを、週に一回で何とか効果をあげようというところから、私なりに工夫したつもりなのです。

それではI氏の二十六回目の記録を、忠実にたどってみたいと思います。

第二十六回の連想要点

長い記録ですから、要点をまとめるようなつもりで再録してみます。

(1) 冒頭に出たタクシー料金の話

「この前、塾の同僚と飲んで終電にのりおくれて、仕方なくタクシーで帰りました。はじめいくらぐらいかかるかなと聞くと、八千円くらいでしょうと言ってましたが、都内の地理に詳しくない人で、世田谷のほうに行ってしまったりして、一万二千円もかかってしまったんです。もったいない

なあと思って、そう思う自分を、ショセン、大物にはなれないなあと思いました」(中略)

(2) **狭い部屋が好き**

「ぼくは考えてみると、ちょっと自閉的に狭い部屋などに入って、一人でインスタント食品つくって食べたり、服にアイロンかけたり、わりにそんな生活してみたいという気分があります。ちょっと楽しいかなと。もしかしたら六畳くらいのアパートで勤勉なんてこと考えないで、生活するだけのものを稼いで暮らすほうが向いてる人間かもしれない。そう思う半面、それは非常にわびしいなあという感じもあります」(中略)

(3) **給料の話**

「ぼくの年齢で、あのまま一流企業につとめてたらどのくらいもらってるかなあ、なんて思うことありますね。まあ司法試験受けるために、働く時間少なくしてるんだからしょうがないけど、金はやっぱりほしいな。まあ、物質的な欲もないわけでもない。車欲しいとか、音楽好きだからすごくいいステレオ欲しいとか」

(4) **出世志向の話**

「でも、それよりは、オヤジの生きざまが強く影響していて、なにしろオヤジが立身出世主義だから出世しないといかんという強迫観念みたいのが幼稚園のころからありました。うちのオヤジは小学校出て、東京にデッチ奉公に出されて、成り上がり志向でないと生きてゆけない時代だったし、環境だったと思いますが、とにかく商人としてはまあ成功したわけです。店もひろげて手広くやってたからなあ。

それにぼくは小学校一、二年の子供のころ、いわば誇大妄想みたいのもってて、たしかにおふくろもほめそやすし、親戚の人たちも、この子は将来必ず大物になるとか、今考えるとおかしいけど、ぼくはほめそやされて、自分でも自分が特殊な子供のような、ヘンな自意識がありました。あのころの思い込んだことってのは、洗い流そうとしても流せなくて」(中略)

(5) 理不尽な伯父の話

「ひとつ今、すごくひっかかってること、あるんです。前にも話したと思うけど、話さなかったかな。――伯父とうちで共同出資して買った土地があるんですが、どういうわけか伯父の名義になっていて、兄貴が資金必要になったとき、こっちの持ち分を処分したいと、母と兄とぼくの三人で話しに行ったら、伯父は、あの土地は死んだオヤジと伯父の余り金を出し合って買ったにはちがいないが、処分については伯父に全部まかせることになっているはずだから、お前らの都合で売るわけにゆかないっていうんですね。そこでおふくろがヒステリックになって、伯父もケンカのようになって、それからずっとつき合いがないんです。あの土地は少なく見つもっても数千万になるから、共有で半分だとしても、放っておくわけにゆかないのです。そろそろちゃんとしないと時効になるから、法的にきちんと手を打たないとヤバイんじゃないか。しかし、ぼくなんかがノコノコ行くといかにも金の話をしに来たってことで、むこうも硬化するとかえって不利だし、法律問題にするほうが得か、親戚だから穏やかにする方が得か——。ぼくはそんな金、もうあてにしないほうがいいんじゃないかと思うけれど、そういうものがあると思うと、やはり人間は欲があるから、あてにしたい気持ちにもなるし」(中略)

(6) 理不尽な塾のやり方について

「今日はさっきから、金にまつわる話ばかりつづいてるようだなあ——。また金の話が浮かんできてしまったなあ。われわれ時間講師は時給で働いているから、ぼくは勤務時間数に対してはかなりうるさいのです。他の連中は三時間足りなくても黙っていますが、ぼくは一時間でも足りないと、チャント書類を出しますから、そのへんうるさがられてます。まあ金づかいのほうは人並みに気前がいいですが、とくに酒が好きだから、つき合いには金をつかっています。しかし、うまく言えないのですが、月に百何十時間働いているなかの一時間でもいいかげんに扱われるのは、何というか、人格にかかわる問題の感じなんですね。だから、そういうことを黙ってるのも人格にかかわるんです。

(少時の沈黙) 今いった人格にかかわるってのはどうして出たのかなあ。文脈からみてピッタリしないからちょっと考えたのですが。

(また少し沈黙) われわれは授業時間に対してもらう時給とは別に、採点したりする仕事に要する手当で事務給というのが出るのですが、これが喫茶店のウェイトレスより安いんです。それに三十分単位で、二十九分は三十分に満たないから出ないし五十九分なら三十分とみるんです。何だか非常にバカにしたやり方だと思うんですがねえ。それに、生徒がどこがわかっていないかというようなことを書く分析表ってのがありますが、分析表は義務行為だから時給はつかないってんです。それはおかしいんじゃないか。仕事はみんな義務行為なんだから、これなんか明らかに搾取です」

(7) **弱い立場について**

「今は大学院生とか、ぼくのような人間があふれてまして、塾は買手市場ですから、専任でもない時間講師なんかいいようにやられているというべきでしょうね。徹夜特訓というのが年に二回あるのですが、それは普通の授業の一・五倍になるので、眠いのがまんしてつき合う先生もあって、ぼくはいつもやらないんですが、去年は一度つき合ったら、その〇・五倍増がつかないのです。去年からやめたってんですね。経営者ってのはまったく理不尽です」

連想内容の解釈について

分析医の数だけ解釈技法がある？

解釈というのは、フロイトの言葉に従えば、「分析時間が終了してから、獲得した材料を総合的な思考の仕事に委ねる」ということになりますが、この総合的思考は分析者各自、おそらくさまざまであろうと思います。ウィルヘルム・ライヒは著書『性格分析』（古沢平作監修、小此木啓吾訳）のなかで、フロイトの諸著作のなかにも、その他の研究者の著作のなかにも、技法上の注意はあちこちに見られるが、と前置きして、

「それにも拘らず、全体としてこれらを眺めてみると我々は、一人々々の精神分析医が各々自分に特有な個性的な技法を所有し、個々の分析医の数だけ、個性的な技法が存在するかの如き感を抱く。而してそれらの技法は、フロイドによって設定せられた『技法規則』から離れており、その規則は、毎日の実際的な治療経験が提出する問題の多様さ豊富さに応じきれないように思われて来る。」

といっています。

たしかに、まず基本になる形式、つまり、分析者にうしろむきになり、寝椅子かベッドに楽に横たわり、理性の選択を排除して頭に浮かんだことをすべて話す、という患者への要求すら、必ずしも守られているわけではありません。私は医者ではありませんから、軽い神経症の分析をしたことはまったくないといえます。教育分析は別として、神経症の方はいろいろ手だてをつくした後に、縁あってめぐり合うような形でお引きうけする重症の方ばかりです。そのなかには、すでにどなたかの精神分析療法を受けたといわれる人もあります。そういう人からの乏しい情報でしかありませ

んが、某先生は対面でしたとか、某先生は対面のときと寝椅子のときとがあって日によって違いました、とかききますので、それぞれのお考えでいろいろ御工夫がおありになるのだろうと思うわけです。

古沢先生の場合

フロイトは分析時間が終了してから解釈するようにいっており、私が古沢先生に自由連想法をしていただいたときも、先生は四十五分間は黙って聞かれ、時間になると、「それはねえ」と話しはじめられるので、私もそのようにしています。ところが、戦後しばらくしてから古沢先生の教育分析を受けられたT先生のお話では、連想中、先生はウンウンとかソウとかしきりにあいづちを打ってくださったということです。私とT先生の間には十数年の年月があり、その間に古沢先生がどういうお考えで態度をお変えになったのかはまったくわかりません。T先生は考え深い御様子で、「私が自由連想法をしていただきましたのは、精神分析学会がはじまる少し前で、先生は非常に御多忙であると同時に御心労も多く、血圧もお高かったようですから、木田さんのころよりはお体も弱っておられたかもしれませんね。自分のことから考え合わせてみましても、四、五十分の間、まったく沈黙して人の話を聞くのは、気力も体力もかなり必要でございましょう。実際にはあいづちがあったほうが話しやすいのですが、木田さんのいわれるように患者の沈黙にも意味があるということですと、こちらから話をうながしたり、発言して話の流れを変えたりしては、正確な連想を得られないかもしれませんね」

といわれましたが、今となっては先生の御真意を確かめるすべもありません。

余談になりますが、私が分析を受けたのは戦前で、先生はお住まいとは別に診療所としての一角を持っておられました。玄関を入って右側に待合室とお手洗があって、お手洗のなかには「恐怖心が起ると下痢をすることがありますから、便器を汚したら心配せずに申出て下さい」と張り紙がしてありました。左側のほうが広い御書斎と分析室になっていて、分析室は白い壁に囲まれたなかにベッドと、ベッドの枕もとに先生のかけられる椅子と、小さい机があるだけでした。目や耳からの刺激が連想に何らかのよけいな影響を与えることは好ましくないと先生は言っておられました。

終戦後はその診療所のほうに外国の方が住みつかれて、先生は御住居のほうの応接室で分析をしておられました。そこには絵の額もあり書棚もありますから、それなりに、先生の態度にも環境に則した変化があったかとも考えられます。

私のところなどはひどいもので、いつも貧乏ぐらしですから分析室などあるわけもなく、いろんな物がごたごた置いてあるすみに寝椅子を置いて、目ざわりになる書棚には白布がひいてあるありさまです。安ぶしんのアパートで二階の物音や外の音がモロに侵入してきますが、同一人物が時によって音をうるさがったり、まるで気にしないでいたりしますので、それも解釈の材料に利用したりしています。

単純な形式上のことでも、分析者によって違いがあり、古沢先生おひとりについてみても時と場合での変化があるのですから、連想内容の解釈ともなれば、ライヒのいうように、分析者の数だけ個性的相違があるのは当然のことです。

解釈をいつしたらいいか

ある人は有名な分析医の分析を何年も受けたといっていましたが、解釈は分析の終了時にするのだからといわれて、それを楽しみにひたすら通ったのだそうです。四、五十分の連想を終わると、はい、今日はこれまで、とおっしゃるだけだというのですが、解釈がなければ分析とはいえないのではないでしょうか。この先生が、フロイトのいう時間の終了を、すべての終了というふうに理解されているのか、そのへんのことは私にはよくわかりません。もっとも、フロイトは、

「たとい分析治療の後期の段階になっても、患者がもうあとちょっと、あと一歩進めば自分で症状や願望を解釈することが出来るというぎりぎりのところに達するまでわれわれは、症状の解決や願望の翻訳を話してきかせないように慎重にしなければならない。はじめのうちはしばしば私も解釈を早目に話してきかせたために、抵抗が突然呼び醒されたり、解釈によって症状が軽快したという理由でかえって（分析のし残しの部分を残したまま）治療を早く終らせ過ぎてしまう結

果になったという経験を持っている。」（分析治療の開始について――小此木啓吾訳）と述べているので、その先生も慎重にしておられたのかもしれません。実際のところ、重篤な神経症の患者さんが自分の遍歴した医者を語るときは、いろいろな心理的要素のために歪曲されることが多いので、当人はけっして嘘をついているわけでなくても、事実と相違する場合を想定して聞くべきでしょう。

私の経験では連想に現われた無意識の状況の翻訳、つまり闇の彼方に沈澱している幼時の状況を明らかにすることで、次への進展をうながすことができ、こちらの解釈、つまり無意識の翻訳がまちがっていれば、事態はいっこうに変化しません。

無意識について

ここではじめての読者のために、ちょっと**無意識**について説明する必要があるかと思います。フロイトは精神の領域を、**意識**、**前意識**、**無意識**という三つに区分しました。前意識は意識と無意識の間にあって、ふだん忘れていても時に応じてふと思い出したり、気づかずにいても人に指摘されてそういえばと思いあたったりもしますが、無意識はその奥にあってまったく無自覚な部分です。フロイトは、無意識の領域を意識や前意識とは比較にならぬほど大きいに違いないといっています。無意識のなかにはとうてい思い出すことのできないような古い体験、先にも述べたように胎児のころから何かを感じていたとすれば、そのころからはじまった、とっくに暗黒のなかに消え失せてしまったと思われているもろもろの体験が蓄積されています。それに加えて、自分にとって危険な、または不快な、または許されがたい感情や衝動が抑圧されて、この無意識のなかに押しこめられています。

抑圧と精神分析でいうとき、意識的に、理性的に感情や衝動を抑える**抑制**と区別して、抑えこむ作用そのものがすでに無意識的であって、抑えこんだという自覚がない場合をさします。したがって何がどう抑えこまれたかを自分でも知らないのです。

無意識のなかには、動物として生来的に持って生まれた本能衝動に加え、大量の幼時体験や抑圧されたものが充満していますから、これらのものは意識に浮きあがろうとする強い浮力を持っています。しかし、その浮力は**検閲**と呼んでいるきびしい番人に押し返されて、ほとんど表層に出ることはできません。出てくるものは非常な労力を消費しながら、しかも番人の目をくらます変装をしなければならないでしょう。

眠っているときなら、検閲の力もいくらか弱まり、無意識の内容も出てきやすくはなりますものの、それでも検閲がまったく働いていないわけではありませんから、あの奇妙な夢と呼ばれるわかりにくい姿に身をやつさなければならないのです。

フロイトが夢を研究しますのは、神経症の症候や精神病の妄想も同じメカニズムであると考えているからで、夢は無害な精神病であるといっております。とはいえ、夢の解釈をするように、神経症の症候の意味を解釈し、ズバリと指摘したからといって、病気が治るわけではありません。治るどころか、そんなことをするのは、おこそ頭巾をかぶってそっと出て来た深窓の御婦人の頭巾を乱暴に引きむしるようなもので、御婦人は逃げ出すか失神するか、悲鳴をきいた家来がおっとり刀で飛び出して来て大乱闘になるか、いずれにしてもかえってひどいことになってしまいます。ときにはその場がうまくゆき、得意になっていると、思いがけない返り討ちでこっちが命を落とすようなことにもなりかねません。

神経症の症状は、けっして独立したものではなく、複合体《コンプレックス》といわれるように無意識のなかのいきさつがもたれ合い、からみ合った上に成り立っていますから、そっとていねいにほごさなければなりません。そのほごす作業が解釈なのですが、解釈の援助がなければ、せっかくしのび出て来た御婦人の意図は、頭巾に面をかくしたまま闇のなかをむなしく、果てしもなくさまよいつづけることになりましょう。少なくとも古沢流——といっても私が御指導を受けたやり方ですが——では、この御婦人の身が立つようにするために、おやしきのなかの事情を事こまかに調査して、よく話し合い、いっしょに推理洞察を重ねながら、円満な解決をはかろうと努力することになります。

というわけで、このあたりでI氏の話にもどりましょう。

六カ月から十八カ月まで

「今日のお話は御自分でもお金のことが多いとおっしゃってますけど、お金の話は肛門愛期なんですよね。全体のテーマをみると、権利の主張とか、正当性の主張とかがありますが、まだまだ自分が弱く、相手のいいかげんさに対抗できないというお話のようですね」

と私は感想を述べはじめました。私のやり方は、解釈というよりは感想を述べるというほうがぴったりくるようです。

肛門愛期といいますのは、排泄が中心になっている発達段階です。はじめのところに書きましたように、精神分析学では心の発達を身体の生理的発達とのかね合いのなかでみてゆきますので、お乳を飲んでいる時期を**口愛前期**、歯が生えて離乳がはじまり、あれこれ大変な時期を**口愛後期**、肛門の括約筋の発達がまだ十分でないが、赤ちゃんが排泄を意識しはじめている時期を**肛門愛前期**、括約筋が十分に発達してオシメがとれるようになる時期を**肛門愛後期**と呼んでいます。

そして、どの年齢のあたりの、どんな痕跡を無意識のなかに色濃くたくわえているかで、その人固有の性格がつくられるというのが、精神分析学の性格形成論です。

育児の実際からこの各段階をみますと、口愛後期と肛門愛前期は重なっており、六カ月から十八カ月ぐらいの間かと思われます。そこで私が一歳人と名づけている性格は、歯が生えて噛みくだく力にともなう攻撃力や、離乳にまつわる母子の葛藤に根ざした愛憎相反の波などの口愛後期の問題と、排泄物を思うようにコントロールできない喪失感などが基調になっている肛門愛前期の問題があると思われます。それにともなう絶滅感や破壊的傾向もこの時期に強くあり、大好きなお母さんの乳首を噛んで、悲鳴をあげさせてにっこりしているようなサディズムなども、この時期の特徴といわれています。もちろんこれらの問題が、母親やその周囲の者たちによってどのように扱われたかが重要であり、同時に赤ちゃんはその扱いをどう受け取っていたかがむずかしいところです。おとなしくしていたからといって、赤ちゃんが納得していると信じるのは単純すぎましょう。

たとえば、自分の排泄物であるのに、自分の意志のままにすることができず、心ならずも出て行ってしまう喪失感に対して、あきらめられず、口惜しく思うか、あっさりあきらめてしまうのか、あくまでとり返してやるぞという執念に燃えるのか。――胎児の時代、出産状況、授乳の状況など、生後一年といえばそれなりの体験を積んでおり、その体験によって反応もさまざまになります。すでに人生に失望しているような子ならあっさりあきらめるにちがいありません。

「金銭そのものの問題ではないのですね」

「そうですね。前にもお話したように、お金はウンコの象徴とフロイトもいってますでしょう。もっとも、経済社会ではお金は力を象徴するともいえますけれどね」

「今日はぼくは、別にためこむ話をしたわけではないから、ウンコよりむしろ力の話をしたのかもしれませんね。力の話だとしたら、肛門期を通り越した男根期といえるでしょうか」

男根期と腎臓について

男根期というのは、三、四歳になりオシメがとれて、性器に興味が集中してくる時期のことです。こういう幼い子供は、女性器のあり方にはまったく認識がありませんから、オチンチンがあるかないかで男と女の区別をするので、男根に代表される時期として男根期と名づけたのでしょう。男根期になれば、今まで同じように成長してきた幼時の心理が、男の子、女の子の違いをみせるようになります。男性が女性に対して何となく優越感を持って、とかく女は、とけなしたがるのは、この時期にオチンチンのある自分は、それを持たない女の子より上等だと思いこんだためだと考えられています。逆に、女の子は自分のほうが出来が悪いと思い、劣等感を持ったり、その裏返しでかえって反発したりするので、性教育というのはまずこの時期に、そんな小さなもののあるなしで優劣の決まるものでなく、男の子も女の子も共に神のつくられた上等な存在なのだ、と教えることから始めるべきだと私は考えています。ところでI氏の場合は、まだまだ男根期とは思えません。

「私はいつも下手な鉄砲も数打ちゃ当るで、あれこれ考えるんですけどね、相手がいけない、こっちに正義があるという話は、自己主張だから、あなたがおっしゃる男根期と考えて、ボクにはオチンチンがあると主張していると読んでもいいかしれませんが、どうも全体のトーンがそう景気よくないんですよね。あなたが今、男根期かな、って言われたのは、前回に私が、何だか肛門愛後期がふっとんで男根期になっちゃったかしら、とひょっと言ってるから、あなたがそれに添って考えられたのは当然なんだけど、今日はやっぱりそうじゃないとわかったような気がする」

「前回、エート、先生がそう言われたとき、ちょっとホッとしたのです。いろんな本を読んでみると、頭の良し悪しで分析の進行がちがうようだから、なかなか進展しなければ頭が悪い証明をしちゃうようなもんで、困るなと思ってましたからね」

「さあねえ、アタマも多少は関係するかもしれませんけど、要するに無意識の内容の量や強さによるんだから、重い神経症でいろんな問題を山ほどかかえてる人なんか、すごく頭がよくても、とても時間かかるでしょう。それでね、今日のところはやっぱりまだ肛門愛前期だと思ったわけよ」

「アハハ、がっかりだな」

「この前、あなたは腎臓のあたりがおかしいので腎臓がわるいのかナとおっしゃったから、男根期と腎臓の関係をお話ししたのでしたね」

フロイトは巨人が尿で火事を消す話を引いて、それが男にとっては快感であり、わが力の誇示であると言っています。元気な小学生の男の子が焚き火をオシッコで消す夢をみていたらお寝小《ねしょ》をしていた、などということはよくあることです。どちらかというと、お寝小の失敗は男の子より女の子のほうが少ないでしょう。

　中学時代にしつっこい腎臓病に悩まされ、入退院を十回もくり返したという男性の分析をしたことがありますが、この人の母親は何でも自分の言いぶん通りにならないと絶対に許さない人でした。男子の面目まるつぶれで育ったこの少年は、思春期を迎えて、従順な意識を押しのけて怒りに満ちた無意識の葛藤が、腎臓という臓器のトラブルによって表面化したという感じでした。しかも少年は、この病気によってはじめて母の思う通りにはならないぞという自己主張をしたことになります。それはネガティヴではありますが、自己主張にはちがいありません。中学生時代を病のなかに過ごした彼は、高校に進学せず、自分の息子は当然一流大学を出るべきであると決めていた母親を十分に失望させ、いわば身を犠牲にしてこの支配者に復讐したのです。

　尿道の快感追求を**尿道愛**と呼び、尿道愛の定着が名誉欲、権力欲につながると考えられていますが、尿道のもとは腎臓なので、尿道愛の問題は腎臓に現われやすいと古沢先生からうかがっております。しかし、I氏の場合を考えてみますと、もう少しちがった見方もできるはずです。腎臓が尿道、男根につながるから、これは男根期（三―四歳）の問題であると決めてしまうことはないだろうと思います。

赤ちゃんの贈り物

フロイトが口愛期、肛門愛期などと命名したのは、口唇、口腔、肛門、直腸などの粘膜快感に幼児のリビドーがまつわることに注目したからにほかなりません。**リビドー**についてもちょっと説明しておく必要があると思うのですが、一般にリビドーは性本能のエネルギーと理解されています。それは初期のフロイトが主として性本能を研究の対象にしていたために、事実、性本能のエネルギーをリビドーと名づけたのですが、晩年には、リビドーは自我のなかに貯蔵されているのであって、心的エネルギーそのものと同意義に使用するようにと訂正しております（『続精神分析入門』のなかの「不安と本能生活」）。とはいえ、ユングほどに拡大されたもちい方をしているわけではなく、性的快感を追求するエネルギーに、愛のエネルギーを加えたようなもちい方と考えたらいいかと思います。もちろん、愛といっても、赤ちゃんの愛は自己愛の域を出ませんから、自分を世話してくれる人にむけてリビドーがむけられる場合にも、愛するのでなく、愛されたいという形にしか働きません。お母さんを非常に慕っているのも、自分が存在する上に最も大切な対象に、「愛されたい」というひたむきな願いを差しむけているのです。

そういう観点から、粘膜快感的名称にこだわらず、一歳の子供のあり方を考えてみますと、排泄のコントロールは何もウンコだけでなく、シィシィにも重要な意味があるでしょう。

「オシッコというのは、一歳のころならお母さんにシィシィと言われてうまく出ればとてもほめられるのだから、お母さんに愛されたい気持ちが強ければ強いほど、うまくゆくかどうかが心配になるかもしれない。そういう不安が腎臓に象徴されて、いたむような気がすることだって考えられるでしょ」

「それはそうですね。家は店をやってて、母は忙しかったから、ぼくはずいぶん小さいころから母に気に入れられようと努力していたと思います。手のかからない子だったって、いつもいわれます」

先にちょっとふれた「不安と本能生活」という講に、フロイトは、

「アーブラハムは一九二四年に、サディズム＝肛門期に二つの段階の区別し得ることを明らかにしました。この両段階のうちの早い方の段階では、絶滅と喪失という破壊的傾向が優勢で、遅い方の段階では、確保と所有という対象に親愛する傾向が優勢なのです。つまりこの段階の中間に、初めて対象への顧慮が後の『愛による占有』の前駆として出現いたします。」

と述べ、ウンコは赤ちゃんの唯一の生産物であって、赤ん坊のなしうる最初の贈り物であり、

「それは自分を養育してくれる女人を愛するところから手離したものなのであります。」

といっています。そういう考え方をするなら、母親がお尻を出してシィシィという時にうまくジョーとやるのも、ひいては、手のかからない良い子であることも、ウンコのようなしっかりした物ではないが、母へのはなむけといってもよいでしょう。

アーブラハムは肛門期を、前期、後期にわけることを提唱したくらいの人ですから、このころの

幼児をよく観察しています。排泄がうまくゆくことは、親のいうことをきいて自分の思うようにしたい気持ちを犠牲にしますが、そのかわりに良い子だとほめられることで補償されます。しかしあまり早くからしつけを強いられると、従順にいうことをきいても、無意識内に反抗心や復讐心が残るといっています。

赤ちゃんの不満

「それで思うんですけどね。あなたが大いに努力してうまくやるとするでしょう。そのとき、お母様がよくほめて下さったか、あたりまえのように扱ったか。もちろん、あなたには記憶にないことですけど、前回、お兄様の奥様のことずいぶん批判してお話になったのが、そのことと関係あるんじゃないかと思うのよ」

「ええ、義姉のことをあんなに悪くいってしまって、後でずいぶんはしたないことしたなって後悔しました。先生にくだらない男だって嫌われたんじゃないかって、いつまでも気になって——」

「自由連想についてそんな批判をするわけがないでしょう。でも、お姉様がお母様の代理として利用されたとみれば、自分勝手で人の都合を考えないで平然としている気くばりがまったくない人というお話だったから、一歳のあなたを扱うお母様が自分勝手で、こっちの都合なんか無視していたというふうに翻訳してもいいんじゃないかしら。気くばりがないということは、あなたが上手にやってもほめてくれない、こっちの気持ちを少しも思いやってくれないということでしょう」

「そう言われてみればそうかなあ」

「外国のことは知りませんが、あなたが赤ちゃんのころの日本ではアンヨを持ってシィシィとかけ声をかけてオシッコさせたでしょう。あれをうまくやっていい子だってほめられたい気持ち、どんな子にもあるでしょう。さっきいった腎臓との関係もそんなとこにあるかもしれないし、あなたが、くだらない男だと先生に嫌われるかもしれないって気になさったのは、私を母親にみたてた感情転移でしょう。あなたは一歳からよくものわかった子で、お母様の御気嫌を気にしてたから、自分では抑圧して感じないようにしていたけど、お母様にそういう不満があっても当然なんじゃないですか。その不満を出してしまったら、お母様に嫌われるっていう不安が、私に嫌われるのじゃないかという心配になったんだと思うわ」

心ならずも出させられるということ

「すると、今日の金の話も、やっぱり肛門期の話なんですかねえ。でも同じ金の話でも前半と後半は違ったみたいだな。はじめのタクシー代が惜しいってのは、出したくない、つまり肛門期らしい話ですよね。後期の肛門期は出さないんでしょう」

「だけど、そのタクシーも運ちゃんのミスでよけい払わされちゃうんだから、心ならずも出してしまう、と理解すれば肛門愛前期ですよ。後期になれば出さないってがんばっちゃうのだから」

「あの運転手は朴訥なよい感じの人だったなあ。だから腹も立たなかったのですが、あの態度が悪かったらケンカになったかも」

「そうね。態度はよかった。でもいいかげんですよね。土地のことも、伯父様のなさり方はいいかげんだし、時給のことも経営者がいいかげんだと思いますよ。いいかげんというより、伯父様とか塾のやり方は理不尽というべきじゃないかな」

「たしかに共通点はありますね。とくに伯父のやり方や経営者のやり方はひどいです」

「前回の腎臓やお義姉さんのほうの話は、シィシィの話だとして、今日のは肛門前期の、まだ括約筋が不十分で心ならずも出てしまう、つまり喪失感の話とみてもいいんじゃないかな。土地のほうは大事な財産なのだから、まさにウンコでしょう。それをとりあげられてパァになるってことですから、ウンコを無理に出させられる意味も含まれているかもしれませんね。何とかとりとめたいというあせりがありますが、本当はだめなんじゃないかと思っていらっしゃるようなところに、パァになる絶滅感も何となく表現されているように感じるんですけどね」

「実際、はじめから伯父の名義にしてあるんですから、むずかしいだろうという気はします」

「そのところが、自分のウンコなのに親が主導権を握っているという話なのですよ。塾の経営者は、お金より時間を搾取しているというべきでしょうね。時は金なりで、時間もお金といっしょに考えられる面もあるんですが、肛門期と時間というのは、ひとつには排泄は子供自身の生理現象なのに、親のほうは勝手に決めた時間でやらせようとするから、そういう親の理不尽な主導権に抗議したい気持ちはあるわけで、時間に文句をつけることになるんですよ」

私はここで面白い話を思い出して、I氏にきかせました。

支配・干渉・圧迫の実体

Yさんは私が分析した問題少女でしたが、今はとてもいい奥さんで、いいお母さんです。御主人のY氏は頭の柔軟な人で、Yさんの話をよくきき、分析を受けたYさんよりも分析的な考えができる人のようです。

Yさんは自分が支配と干渉というよりは、病的な圧迫のもとで育ち、その悪しき結果をまざまざと体験した人ですから、生まれてきたUちゃんはのんきに自由に育てたいと心底から思っていたわけです。

ちょっとおことわりしておきますが、支配、干渉といいますと、きびしく抑えつけたりガミガミ攻撃する感じですが、これがまたいろいろありまして、いわゆる過保護の大甘やかしで、子供は手足がいらないほど世話されていたり、頭がいらないほど親が何もかも考えてくれていたり、そういうのはまず支配干渉の横綱です。世の中の学識経験者が家庭内暴力などを評論しているのをみますと、おおむね皮相的な意見なのはまことに残念です。

「親が子供を甘やかし、強く叱らなくなってから攻撃が子供の側からの一方的なものになり、それがエスカレートしている。子供はイライラしていても敵が見極められないので、一番やさしいところにぶつけるのだ」（新聞記事より引用）

などといわれます。たしかに表面だけみればそのとおりなのですが、こういう過保護は一見甘やかしているようにみえても実際は非常な攻撃であり、依存心を育てておきながら、少しでも反抗すれば見すてるのだぞという脅迫を、衣のなかの鎧《よろい》のようにチラチラさせていますから、本当はやさしいどころか、非常にこわい親なのです。

こういうこわい相手に反抗しようとすれば、反動的にはずみをつけなければやれるものではありません。それには生まれ落ちてから十数年、無意識のなかに蓄えられた怒りと憎悪がなければなりません。それが一度爆発したらとめどがなくなり、一方、こういう過保護的過干渉の親は親自身が自己中心ですから、いったん子供に攻撃されると自分の身体や感情を守るのが先に立って、子供の気持ちを受けとめることができませんから、子供はますますイライラし、怒りと憎悪を増幅させてゆきます。この爆発が外に出ず、自傷自殺になる場合、基本的に内向的性格があると考えられます。他傷他殺、自傷自殺は、怨みと憎悪からくる攻撃の表裏にすぎないと私は考えております。人に迷惑をかけ、自分も身を滅す反社会的行為なども、この一連のものと見ていいのではないでしょうか。

病的な圧迫というのも、ヒステリカルなギャーギャーならいかにも明白ですが、陰気に黙りこんだり、身体の具合が悪くなったり、すぐ泣いたりするのも、やられるほうはひどくこたえるものです。私は気が弱いといいながら、このテで周囲を圧迫し、必ず自分の言いぶんを通す人たちは、一見、被害者ふうの加害者ですから、実際の被害者はだれにも同情してもらえず、心はますますうっ屈し、真相のわからない第三者にはこっちのほうが加害者かと思われるような様相を呈してきます。

ウンチタイム、ナシ

よけいな説明が長くなりましたが、Yさんも母への加害者にみえる母の被害者だったので、自分が親のテツを踏みたくないと思うあまり、調節がとれなくなるところがあります。Uちゃんをできるだけのんきにと考えているうちに、排泄のしつけがかなり遅れ、そうなるとあせりが出てイライラしたり、いや、何も問題はないのだと思い返したり、それでも気になってしかたがなかったりします。そういう自分を検討してみようかと、ある日、ウンチという言葉から連想をとってみたからと、手紙をくれました。

「うんちのこと、何でこんなに気にするのだろう。面倒くさい。もう三つになるのに。正直いって体裁が悪い。ウンチ。臭い。面倒くさい。Nの母（実家の母親のこと）。いいたい事が一ぱいある。悲しい思いをさせられた。憎い。復讐。あんたなんか不幸になってしまえ。自分の罪を認識しないあんた。あんたは私がUにしてるようなことをして私を苦しめた。それなのにUが良く育ってると言う。私が親として良くやってるなどとばかり言う。ヌケヌケと。今迄、私が困っても何の相談にものってくれなかった。この前Uが風邪ひいた時、手伝いに来てほしいといったのに、何もしてくれなかった。私の気持、察してくれたことがない。万事そうだった。腹が立つ。悲しい思いをしてるのに。ずい分ガマンして来た。――先生、ウンチからこんな連想が出ました。私がUの躾けがうまく出来ないのは、やはり母と関係があるようです。はっきり感じるのがこわいので、おぼろげに感じることは、母への陰性感情転移をUにむけて、私はUを憎んでいたようです。それがわかって落つきました。Uは朝起ると、私の上に乗ってベチュッとキスをしたりします。もうエディプスでしょうか。でも早すぎますか。毎日、成長に驚くことがあるのですから、排泄の事も時が解決してくれるでしょう。彼もそういってくれます。」

Yさんの気持ちが落ち着いたせいか、U君はある日の朝食の後、自分で知らせてトイレに行きました。そこでYさんは、次の朝も食後にトイレにつれて行くとうまくゆきました。喜んだYさんは次の日も次の日も、朝食の後トイレにつれて行っていましたら、U君はある朝、

「ウンチタイム、ナシッ」

と怒ったのだそうです。

「先生、私ってほんとにだめなんだなって思いました。チョット調子が良いとすぐいい気になって、

Uの気持ちを無視してるのに気がつかないんです。ごめんごめんってあやまったんですけど、ついこないだ反省したばかりなのにって、自分でがっかりしちゃいました」

電話のむこうで恐縮しているYさんを慰めて私は申しました。

「ウンチタイムナシッっていわれて、すぐ自分が何をしていたのか気がつくから、あなたはいいお母様ですよ。人間はどうせそう上等なものでないから、気がつかないでろくでもないことばかりしてしまうものですよ。それなのに、子供に反撃されると怒るのが普通でしょう。あなたのようにあやまって反省するお母様って少ないのよね。U君が、ウンチタイムナシッて怒れたのも、あなたがこわくないからで、よかったじゃない」

と慰めました。このYさんとU君のような親子なら、大きくなって暴力沙汰が起こるようなことはまずありません。

「を」と「に」の違い

このU君の話をして、私はI氏に、排泄については生産物もタイミングも幼児の所有に属することを説明しました。

「けっして強制してるつもりはなくても、ずいぶんおだやかに優しくしていても、やっぱり強制してしまう結果になることが多いのね。私は子供に対して、この子をどうしてやろうか、というのと、この子にどうしてやろうか、ということの違いをいつも思うんですけど、「を」というときはお母さんの都合や感情が主体になっていて、「に」というときは子供を主体にして考えているといえるでしょう。つまり親の志としては「を」は支配であり、「に」は贈与なんですよ。このお母さんはよく考えている人なのですが、それでもうっかりしていたら、つい「を」になっていたんですね。

あなたのお母様などはお店があって忙しい方だから、当然「を」のほうばかりだったのじゃないかしら。ご自分の都合で勝手にシィシィさせたのがこの前のお話で、今日のお話はウンコのほうでしょう。本来こっちのものを勝手に取りあげて平然としている伯父様のお話が、本来、自分のものであるウンコを平然と取りあげられて、一歳のあなたがすごく不満なのをぐっとがまんしていることの表現だって感じがするんですけどね。仕事に見合った報酬をくれない経営者の話は、せっかくこっちが一生懸命要求に応えようとしているのに、ちっとも認めてくれない、つまりほめてくれないお母様、じゃないかな」

「そういえばそんな感じですね。母はいつも、自分が働き者だと近所の人にほめられていたと自慢しますから、よっぽど忙しく立ち働いていたんでしょう」

いい子の実体

「それで思い出すことがあるのですよ。あなたが中学生のころ、お母様はよその人に、この子は仏の生まれ代わりだと人に自慢してらしたってお話を、以前におききしましたよね」

「あの話を先生にしたのは、こちらに来はじめのころでしたね。あのとき、ぼくは何の気なしに話したのですが、いま考えてみると、何だか恥かしい気がします。母親にあんなふうに人に自慢されて少しもいやでなかったってのは、ぼくもかなりおかしいんじゃないですかね。妹や兄は、母がよその人に自分らのことを自慢たらしく話すの、すごくいやがってましたけど、ぼくはこの子は仏様の生まれ代わりだなんていわれて、むしろ得意だったんですから、やっぱりへんだなあ。幼稚園のころならともかく、中学生だったんですからね」

「まあ仏とまでおっしゃるんですから、あなたがいい子だということはお母様が認めておられたのは事実ですけど、本当のところどうなんでしょうかねえ。あなたが仏のような子だということは、そう産みつけた自分の手柄として自慢しておられたのなら、一生懸命いい子にしていたあなたの努力を認めておられたとはいえませんね。それどころか、あなたの努力をむざむざ搾取しているともいえるでしょう」

「たしかにおっしゃるとおりです。それが母のやり方なら赤ん坊の時もそうだったに違いない」

「それにしてもあなたの良い子もオーバーな感じですね。お兄さんは最初の子供として、小さい時に十分かわいがられたのでしょうし、お妹さんは男二人の後の女の子だから、それはそれでいろいろかわいがられたのだろうと思いますね。だから、お母様が他人に自分のことを自慢するのなんかいやだという、恥かしいとかみっともないとか、そういう客観性があるのでしょう。それはまあ、一つのゆとりといえるんじゃないですか。仏といわれて照れもしないあなたにそのゆとりがなかったとしたら、あなたはお兄さんや妹さんのように、存在するだけで愛されるという立場ではなかったということになるのじゃないかしら」

「それは十分考えられます。ぼくの一歳のころは箪笥の引手に帯でつながれていたっていうんですが、母は、なにしろ店が忙しいし、兄もまだ手がかかったからといってます。でも店のほうは店員さんもいたし、遠縁の娘さんが手伝いに来たりしていたんですから、母はやはり最初の子より興味がうすかったと考えることはできますね」

「そういう時に、子供は何とかして親を引きつけようとして、もてあまし者になるか、ほめられ者になるか、いずれにしても普通にしていてはだめでしょう。ほめられ者になるには、赤ん坊ながらもそれだけの才覚が必要かもしれませんね。親を引きつけるのが目的だから、ただおとなしいだけではますます放ったらかされてしまうでしょう。特別のお利口ぶりを発揮して、大人が思わず注目するとか、一度そばに来た大人がちょっと去りがたいような愛らしさをみせるとか。その才覚がなければ、ぎゃあぎゃあ泣いて、叱られても憎まれても、放ったらかされるよりはましだという行き方しかないでしょう。私はいつもいうのですが、子供にとって一番つらいのは親の無関心なのよ。叱られて泣いている状態というのは、意識としてはいやなんでしょうけど、無意識ではスッカンカンの親が自分のことだけで頭を一杯にしてかまってくれるという満足があるんです。でもあなたは、きっとお利口ちゃんでほめられるほうだったと思いますよ。中学のころにお母様にとっての仏になれるのは、赤ん坊のときから年期が入ってるんでしょう」

「アハハ、年期ですか。まあ学校あがってからは、いつも兄貴なんかメじゃないと思ってましたね。運動も勉強もずっと一番で通してましたから」

「その兄貴なんかメじゃないというのが、あなたの本音なのよ。箪笥につながれて、何とかお母様や、せめてお手伝いさんでもいいから引きつけたいと思っているのに、お兄様は自由に歩きまわってお母様のあとをついて歩いているのだから、今におれのほうが兄貴よりおふくろの大事な子になってみせるぞと。――まあ、あなたが優秀で、何とかそれをこなせたのは幸いだったと思いますよ」

「何だか話すの恥かしいですけれどね。小学校の一、二年のころはそのお利口さんぶりで友達の親にめちゃめちゃ評判がよかったんです。I君のようにしっかりした子と遊べば安心だといわれて、遊んでくださいねなんて頼まれてました。I君なら礼儀も正しいし、いっしょに遊園地に行くのを許すとか――」

「赤ちゃんのときから、大人に受けることばかり考えてたんでしょう。それが後々、ますます強化されたのでしょう。でもそういうレッテルは重荷になりますよね」

分析中の修正

「それと関係あるのかな。最近、わりに偽悪的にしてましてね。そのほうが気楽で、人からよく思われようとは思わないようにしようという傾向というか、自分にそういいきかせてるようなところがあるのです」

「分析が一度赤ちゃんのはじめまで退行して、改めて、立ちもどってくるとき、かなり修正が働きますから、そのせいじゃないかしら」

自由連想法をしていますと、着々と退行してゆくときは、幼時のそのときどきに何があったのかを眺めながら通りすぎてゆくような感じなのですが、一度原点にもどって再出発する段階になると、問題のあるところどころにひっかかって、その時したかったけれどできなかったのを取り返すような形が、現実生活のなかで起こってくるので、私はそれを修正と呼んでいます。じつは、フロイトのように毎日やっていれば分析者に向けた感情転移のなかでそれらの修正的な言動が発散され、ある程度の解決をみることができますので、日常の生活に行動化してしまうのをアクティング・アウトと呼んで批判します。しかし、週一回ぐらいの自由連想ではこのアクティング・アウトを防ぐことはむずかしく、私はそれも解釈の資料としてみることにしています。

「とくに酒を飲むとひどく攻撃的になるらしいです。Iさんは意外と手きびしいですね、なんていわれるのですが、手きびしいどころか、ケンカふっかけてるみたいです。前はそんなことなかったのですけれどね」

「修正の働いているときは、振子が反対側に振れて行きすぎになることがよくありますが、それはだんだんちょうどよくなるから気にしないでもいいんです。それに、良く思われなくてもいいというのはノーマルな修正で、それが身につくとずいぶん楽になるでしょう。だからアルコールが入って、行きすぎるくらいのことはいいんじゃないですか。だれだってお酒が入れば検閲がゆるんで、無意識的な欲求が出やすくなるのはあたりまえですからね。とくに今は、分析で無意識のそういうところが刺激されて、抑圧されてたものが強く動いてますから」

「というと、ケンカふっかけるのが無意識的欲求ということになるんですか」

「あなたがいくらお利口さんの赤ちゃんでも、本当はダダをこねたり泣きわめいたりしたかったのでしょうね。だけど、お利口でなければ愛されないのだという思い込みがあったから、事実、状況はそのとおりだったんですから、それはとてもできない。それは抑圧されてしまって、自分でも悪い子になりたいなんて、これっぽっちも思わないわけです」

「そういう無意識的な欲求を発散したのならもう少しスカッとしそうなものですけど、どうも、酔いがさめると後味が悪いんです」

「そりゃそうですよ。抑圧されているものは、それなりの理由があって抑圧されているのですから。アルコールの力で思わずどっと出てしまったら、正気にもどって後悔するのは当然でしょう。でも、無意識のほうは存外、満足してるんじゃないですか」

たとえば、失錯行為というものは、無意識内に抑圧されている思いが、コロッと日常生活のなかに顔を出すのだとフロイトはいっていますが、そういう不用意な出かたは当人を当惑させるばかりで、けっして発散の快感を味わうというわけにはゆきません。しかし、そこが意識と無意識の違うところで、無意識のほうは結構それで満足するのだとフロイトはいっております。

悪い子でも愛してくれますか

「このごろは人の思わくを気にしないように心がけてるつもりですが、やっぱり、相手をいやな気分にさせたかと思うと後味わるいですよ。要するに、酔っぱらってからんでるわけですからね。あいつは酒ぐせが悪いからって敬遠されはしないか。そう思いながら、またもやからんでしまいます」

「それを無意識語に翻訳すれば、どんなに悪い子でも愛してくれますかって親に問いかけてるのよ。いい子やめてもボクのことかわいいですかって。本来なら分析中だから、その問いかけは感情転移として私のほうに向けられるべきですが、一週間も間があるとそうやって日常の相手に出てしまうのね。お利口だからかわいがられるのではなくて、自分そのものが愛されることが、子供たちの何よりもの願いでしょう。どんな子供だってそうですよ。実際そこにいるだけで愛されている子は、安心しているからおっとりしてますね。あなたのような事情だったり、母親の性格のせいで安心していられない子は、それなりいろいろやらないわけにはゆかないでしょう」

「よく、出来の悪い子ほどかわいいというでしょう。そういう親はよほど性格が良いのですかね」

「どうですかねえ。あれはかわいいのでなくて、気にかかるというほうが正しいんじゃないですか。その気にかかるという内容は、それこそさまざまでしょう。さっきいった、この子をどうしようかという、「を」でこだわってる気がかりが、おそらく、大変多いだろうと思うのですけど」

「うちの母なら、見捨てるんじゃないかな。たえずこの子は仏様のような子だって自慢してるような母親は、自慢できないどころか、みっともない子供なんか、自分の子じゃないような顔するんじゃないかな」

「あなたはそう思ってきたのよ。ほんの一歳のころからね。いっそ子宮かベビーベッドに戻りたい気持ちがあってときどき狭い部屋で一人で暮らしたくなるのも、お母様の御機嫌をとるより気楽だということでしょう。子供って、どんなに小さくても母親の本心がわかっちゃうとこありますから、当たってるかもしれませんね」

フロイトは「夢と神秘主義」と題する一文のなかで、夢が何かの予兆であるという考え方には賛成できないが、子供がひたむきなリビドーを親にさしむけているような場合には精神感応があると考えざるをえない、といっております。私も子供らが、親の言葉の奥にある真相——それも親自身が自覚していない無意識的な気持ち——を見ぬいている事実に、数えきれないほど出合っております。たとえ0歳の子供でも、というより、言葉にまどわされない嬰児であればなおさら、そういう感応力が働いているといってもいいような気さえします。

「このごろとくに、酒飲んでからむのは、無意識的願望の現われだということになりますね」

からみと一歳児

「からむのは一歳児の特徴だと思いますよ。一人で動くことのできない赤ちゃんなら、せいぜい泣くしかありませんが、六カ月にもなればハイハイして、自分から出かけてゆくことができますからね。立ちあがって歩けるようになれば、もっと積極的にまつわれるでしょう。かまわれない子は、かまわれるためにはオバカさんで叱られるか、お利口さんでほめられるしかないって、さっき申しましたでしょ。それはどっちも〝からみ〟であって、裏表にすぎないのです」

「ぼくがほめられるという形で母にからんでいたというのは、実感的にわかりますね。母が他人にぼくの自慢をするのがぼくは嬉しい。それはぼくのからみが成功した証拠だからで、兄や妹はからむ必要がないから、自慢されるのがいやだった。ぼくはずっと兄や妹の気持ちはわかりませんでした」

「あなたにお母様をふりむかせる才覚があったのは幸せだったと、さっきいいましたけれど、本当のところはどうだったでしょうか。ぬけぬけと子供の自慢をするような親は、子供のお利口ぶりがうれしくて大喝采をするでしょう。子供はますます喝采を求めていろいろやるうちに、いつもヨイショされていないとつまらない、もの足りない、ほめられることばかり考えて努力するけれど、努力の成果があがらない時はどうなりますかねえ」

「苦しいでしょうね」

「ほめてもらえないと、耐えられない。ということは、少しの批判にも耐えられないことでもあるわけで――」

「そうか。じつはぼくが会社をやめる決心をしたのは、課長に、お前、最近、情緒不安定じゃないのかっていわれたからなのです。会社は一流で、ひとからは羨やまれるのに、入ってみてどうも落ちつかなくて、一生この会社にいることが果たしておれにふさわしい人生なのかって、絶えず思わずにいられないんですね。やはり司法試験を受けて弁護士になるべきじゃないか、そういう迷いがいつもありまして、ハタ目にもわかるようになっているのかと愕然としましたね。それでやめる決心をしたのですが、大学院にもどるからと皆に挨拶してるんです。実際は大学院にも行かず、司法試験もまだ受からないで塾の教師で弁々としているわけですが、存外、塾の教師が性に合っているようなところがありまして、何となく安住してるんですね」

「その、人も羨やむ会社に入りながら落ちつかないのに、塾の先生で安住してるというとこが、あなたとしてはどう思いますか。さっきあなた、そうか、っておっしゃったでしょう」

「ええ、何か自分の本心がわかったような気がしたんです。会社では一流校出の人間ばかりで、ぼくはその一人にすぎない。学生時代には前途洋々のつもりでしたが、会社にいる限り、何の特徴もない平凡なサラリーマンにすぎないのです。しかし塾では、I先生の授業はとてもよくわかるといって評判がよいのです。ヘンな言い方ですが、チョットしたスター講師でして、デッカイ顔していますよ」

「さっきの連想で、あのまま会社にいたらどれほどの給料をもらっていただろうとおっしゃってましたけど、それよりも大勢の子供らの中心になって皆に慕われているほうを、あなたは無意識的に選んでいるのでしょう」

「一歳のころから人の喝采を求めて生きてきて、それがぼくの生き方の基本になっているとしたら、われながらいやらしいですね」

「まあ、人間みんな、無意識に動かされて生きてるんですから、分析すればだれだって相当いやらしいものが出てくるのがあたりまえなんです」

一歳児の誇大妄想

「そこにオヤジから立身出世主義を吹きこまれてまして」

「小さいときから誇大妄想みたいのがあったっていわれましたね。ただ、この誇大妄想ってのは、一歳の子供には一応あるものだと私は考えてるんです。嬰児は万能感を持っているという見方があるのですが、何もできないのに、泣けば周囲が動いてくれて事足りるからだっていうのね。その意味では胎児こそすべて満たされていて万能感のかたまりなんでしょうが、とにかくそういうものがすでにあるところに、這い出せばそれだけ世界がひろがってくるし、立ちあがれば二次元から三次元の世界に出てきたわけで、とっても偉くなったような、自分が大物だという気分になっても不思議はないでしょう。ただこの一歳児の小児誇大妄想を整理できるか増幅してしまうかは、その後の親のあつかい方によるでしょう」

「幼稚園のころに特殊な子供だというような自意識があったころ、母からさんざんほめそやされていたのは記憶にあります。その母がほめそやしたことで、一歳の小児誇大妄想が増幅されたわけですか」

ほめられ中毒

「そのとおりでしょう。連想の最後に、塾は買手市場だといわれたことを、弱い立場の話としてきけば、お母様に対するあなたの立場が弱いということになりますね。まん中の子って親に対して他の兄弟より弱い立場になりがちですが、あなたはその弱い立場を過剰補償してほめそやされているうちに、ほめられ中毒になってしまって、ほめそやされないと禁断症状になるのかもしれませんね。

一流会社に入りながら、情緒不安定だと課長にいわれるようになったのは、禁断症状だともいえるんじゃないですか」

「まったくそうです。大学時代にスキーに行って、自分でもじつはあきれたことがあるんですが、自分の滑っているところをだれかに見てもらわないと気がすまないんです。友人が来るのを待っていて滑るんです。一人でスイスイ滑ってるんじゃ、どうも満足できないのですね。そのときはさすがに自分で、非常に幼児的なんじゃないかと気がついたので、そんな感じが起こると気をつけるようにしてきて、今はそんなことないんです。しかし、今日のお話でじつに根深く植えつけられているのがわかりました。まさにこれは〝喝采症候群〟ですね」

「アハハ、うまいこと言いますね。〝喝采症候群〟ては言えてますよ」

「といわれて、またいい気になる、のがビョーキなんだ。この喝采願望は、一体、とれるものですかねえ」

「とれる、というより、コントロールできるようになる。自覚することがコントロールするための第一歩ですから。そして、うまく使えばいいんですよ。まったく欲もエネルギーもない無気力な分裂気質より、ずっと人生にはプラスしますからね」

「今の塾の生活は、それがあるからやってられるのは事実です」

「そのために一流会社を棒に振ったわけですが、自覚して有効に活用すれば、いい道が開けるでしょう。そのうち肛門愛後期になると、自分の所有権の主張が強くなって、男根期で自己主張が強化されれば、伯父様のことも料理できるようになるかもよ。今までのように人の思わくで、喝采されたいために動くのでは、やっぱり弱いですからね」

「ぜひそうなりたいですね」

というわけで、これが「喝采症候群」なる言葉の由来です。

しゃべりすぎへの反省

自由連想の後でこんなにごてごておしゃべりをするなんて、専門家の目にはまったくバカらしいことでしょう。こんなことをしていると、連想後、すぐに一時間やそこらはたってしまいます。解釈というものはもっとスパッとやって、後はクライアントの心のなかで、その刺激が働いて、クライアント自身が洞察をもつようにするべきであり、こういうやり方は分析技法としてはまったく論外であることは私もわからないではないのですが、どうも、私はこういうことになってしまうのです。

その原因を二、三、考えてみますと、第一には私の自信のない性格のせいといえるようです。それに加えて、はじめに書いたように、医者でないという自戒、といえばかっこうがいいのですが、いわばひけ目があって、ハイ今日はこれまで、ハイお次、などとやる勇気はありませんから、どうしてものんびりした雰囲気になります。

私のところに来られる方は、どこでも治らず医者を遍歴したあげく、やっとご縁のあったような場合がほとんどだとは先にも書きました。こういう長い年月に固まってしまった人たちの要求に応えるためにも、ゆっくりした会話が必要になります。それが私の型をつくったともいえます。

また、私が古沢先生の分析を受けたとき、先生がパッと解釈され、何だかさっぱりわからなくて狐につままれたような気分なのに、二十歳の小娘としては堂々たる大先生に質問するのもおそれ多くて、心を残しながらおいとました経験から、つい自分が分析をする立場になると、老婆心で多弁になるという事情もあります。

しかし、実際のところは、無意識の何が表現されているかということが的確に指摘されているかぎり、意識的理解がなくても分析の局面はちゃんと展開してゆくものなのですから、私のやり方はむだが多いといえます。

それやこれやで、自然にこういう形になってしまい、そのことは重篤な問題をかかえた人にとっては、どこでも得られなかった慰めになっており、当人、ならびに家族から非常に感謝される結果を得ることにもなっています。なかには私を名人のようにいわれる方もありますが、それは反対で、むしろ名人芸ができなくて、もたもたやっているのが、たまたま飢渇の激しい心にとっての御馳走になるというにすぎません。

ただこのような状態は、フロイトが指摘するように、親しみすぎる弊害が出ることを警戒する必要があります。また、そのために感情転移も変形してよそに出ることがありがちですから、十分注意していなければなりません。それらについては、また稿を改めて述べることになりましょう。

ネガティヴ喝采症候群

対人恐怖症への疑問

I氏の場合は、無邪気といえば無邪気、身勝手といえば身勝手な、自己満足だけを求めている母によって喝采症候群に仕立てあげられたのですが、生後しばらくの間の状況が非常によかったらしいのと、忙しく立ち働く母の姿を目の前に見て、幼いなりに母への理解もあったと思われることなどがプラスに働いているためか、現われ方が陽性のように思われます。

商家の主婦は攻撃力が商売のほうに発散されますから、前述したように、過保護の形でかかりきりに支配干渉してくる形の攻撃をしてくる母親より、子供の精神衛生には良いかもしれません。また、お勤めに出るお母さんをまだよく理解できない幼い子は、その不在に対して自分は見捨てられたのだと思うこともあり、疲れた母の不機嫌を自分が嫌いなのだと受け取ることもありますから、その点は忙しくても、かまってもらえなくても、母親が身近に立ち働いている商家の子供のほうが幸せであろうと思います。

三十歳になる独身のHさんは、さんざん手をつくした後に私の分析を受けた対人恐怖症の女性ですが、母親の過保護、過干渉で徹底的に支配されて育ちました。

私は対人恐怖症という病名について疑義があると折にふれて述べてきましたが、それは私がたまたま重症の人ばかりにかかわってきたためかもしれません。だれでも何々症というからには、いずれきれいさっぱり治るのではないかと期待するのは当然ですが、どこでも治らない対人恐怖症というのは、じつは病気ではなくて性格であり、病気でないから治ることもないわけです。

たいていの神経症は懇切丁寧に分析すれば症状がとれますが、症状はとれても基本的な性格が変わるわけではありません。症状がとれて楽になったぶんだけ行動的になりますから、性格も変わったようにみえますが、やはり性格は変わらないと私は思っております。

重篤な対人恐怖症は今もいうとおり病気でなくて性格ですから、分析をしたからといって社交的になることなどはまったくありません。ただ、家にとじこもっていた人が、勤めに出て人と一緒に仕事をするくらいにはなります。要するに、極度に小心内気で人が苦手なのですから、仕事ができれば上出来というくらいの覚悟をしてもらうのです。治そうとするのでなく、分析によって己が性格をとことん直視し、その性格に添って生きる工夫をするほうがかえって生きる道が開けるのだという認識がもてるまで、私は気長につき合うのです。

Hさんの場合はそういう強い内向性の上に喝采症候群があって、それが裏目に出る陰性の喝采症候群です。そのネガティヴな場合はどんな現われ方をするのか、ちょっと紹介してみましょう。

推測と断定

Hさんは分析が終わってからアルバイトの勤めに出るようになりましたが、二、三ヵ月に一度ぐらいの割合で愚痴をこぼしに来ます。

「先生は仕事さえまじめにやっていれば、挨拶などは〝おはようございます〟と〝さよなら〟だけでいいとおっしゃるから、そのつもりでやっているのですが、私が気を使うと相手の重荷になるものですから、だんだんやめてしまいました。あの人はいつも、おはようございます、お先に失礼しますなんだな、といわれてしまうので、声が出なくなってしまうのです」

自由連想法が終わってしまうと、対面で話をきくようにしますが、一年も二年も自由連想法をした人は、やはりはじめに話すだけ話してしまうという、私に対する習慣がありますから、私も黙ってきいております。「相手が本当にそういうのですか」、「あなたがただそう思うだけなんじゃないですか」と私は胸のなかでいいますが、言葉には出しません。

「他の人ならそんなふうにはいわれないのですが、私の言い方が固苦しいからそう思われてしまうのです。せめて主任クラスの人には挨拶しようと思っても、かえっていやな感じかも、と思うのでやめたほうがいいような気がしてしまうのです」

推測が断定になるようなところが喝采人種にはよく見受けられます。陽性喝采人は自分が人気があると思いこみ、陰性喝采人は自分がうとまれていると思いこむ傾向が強いのですが、少しの批判にも全面的に拒絶されたような反応を示すところが共通しているようです。Hさんが何かとひがみながらもこの職場はかなり長く続いているようなので、実際には批判はされていないのだろうと考えられます。

「みんな私が悪いんです。男ばかりの部屋なので、女の子のアルバイトには優しい気持ちで接してくれるのに、私がぶちこわしているのです」

というからには、だれもいやな態度はしていないのでしょう。

「あれこれ話すと長くなるし、私の一方的な思いこみかもしれませんから、いいませんが、――」

分析が終わっているので、この程度の客観性はできています。

上司と父転移

「私の事務室は他の課も一緒で、両方の課をまとめている部長が一番偉い人です。この部長は私の電話の取次の声の出し方がいやなんじゃないかと思います。私は人を憎むから、それをカムフラージュするためにおとなしそうな声を出すのですが、部長に、お電話ですというと、チラと私を見る目が、人を値ぶみするような、小バカにするような、つきはなしたような目つきなんです。はじめから気に入られないのはわかっていましたが、なにしろ部屋ではボスですから、何とかしないといけないと思って、一生懸命考えたんです。あの方はよく外出されて外から電話されますから、その時だけでも如才なく応待しようと努力してみました。電話ですと顔を見てないからわりとやりいいんです。それでかなり修正できたと思っても、面と向かうと、配る書類なんかをバタッと置いたりして感じを悪くしてしまうんです。何とも思ってない人には、ちゃんとていねいにできることでも、部長だとか、上のほうの人には、どうしてもそうなってしまいます」

このあたりは父親に対する悪感情、求愛と憎悪の両極性が転移しているのがよくわかります。

「もう一人、現場関係の主任さんがいて、現場の若いリーダーなど、あの人は立派な人だと尊敬していますけど、私はその人がやはりボス的な立場の人だからそれだけで反感をもってしまいます。それに現場の関係となると、事務系のボスよりずっと反抗心が起こります。父が工場をやってるから、私は現場関係というだけで反感をもつのです。だから身近のお偉いさんとは皆うまくゆかなくて、こんな感じの悪い人間がヌケヌケと出てゆくのは悪いんじゃないか、やっぱりやめようかと悩んで、ときどきは休んでしまうのですが、でも、先生の御忠告を思い出して、何とかつづけていま す」

私の忠告というのは、本当に相手がもてあましているのなら、正社員ではないのだから、あちらのほうからおことわりになる。ことわられないうちにあれこれ気をまわして身を引く必要はないというのですが、勤めはじめてから何度か思いこみで悩んではやめてしまうことがあって、そのたびごとに私はそれをいってきました。こういう現実的忠告は、分析中にはけっしてしませんが、分析が終わった後、性格的な問題で訴えてくる人には、しっかり現実に適応できるようになるまで、アドバイスをします。これは分析のアフター・ケアですが、定着するまで根気よくくり返すのは、幼児のしつけと同様です。

女児にとっての父

Hさんのお父さんは工場の経営者で社会的には立派な人ですが、婿養子のため、祖父の生存中はまったく頭のあがらない存在だったのを、幼いHさんはよく見ていました。祖父の没後は多少は失地回復をしたようでも、気の強い母親を敬遠しながらつっぱっていたのか、よそよそしいところがあるようです。

こういうお父さんは、娘がエディプスの段階にまで発達してきて、父親に愛をさしむけるときに良い対応ができなくて娘を失望させることが多いのです。ふつう、エディプスは五、六歳ごろの感情で、その前段階に、I氏のところで説明した男根期があります。小さいペニスの有無によって男女のちがいを知る子供たちは、ペニスのあるほうが上等と思いがちですから、女の子は自分がそれを持っていないことに失望し劣等感を持ちますが、その失望をなだめてくれるのがエディプス期に応えてくれる父親の愛情です。このときの父の対応は、将来の女性としての心理に大きく影響するといわれています。

エディプス以前の幼児たちは男女の別なく、母親が愛の中心になっているのは当然ですが、フロイトの観察では、男児はそれでも父親にも親しむが、女児はまるで父親に冷淡なのだそうです。女児は男児以上に母親一辺倒だったのに、エディプス期に入ると父に愛をむけるために母をライバルにしなければならなくなり、女子の心理は男子より複雑に屈折するといっています。しかも、この父親にさしむける愛情の原型をつくるのはほかならぬ母親であると指摘し、女児の前エディプス期の母親拘束について、

「我々はむろん、母親拘束の前段階が存在していたことを知りましたが、それがそれほど内容豊富なものであり、それほど長く持続するものであり、固定して素因となるそれほど多くの誘因を後に遺すものであろうとは知りませんでした。」

「我々が後に父親関係の中に見出しますものは、殆んどすべて既に母親拘束の中に存在していたのでありまして、それらは後から父親に転移せられたのであります。」

「さしあたり父親からの遺産を相続していた夫は、時と共に母親の遺産を相続いたします（つまり夫は、妻の父への感情も母への感情も引きつぐことになるという意味）。そういうわけで、一

人の女の後半生は夫に対する戦いに満たされる——より短いその前半生が母親に対する反抗に満たされる如く——ということが容易に起り得るのであります。」(「女性的ということ」より)

以上のようなフロイトの言にしたがえば、Hさんは基本的に母への憎悪を強く抱いており、それを打ちくだくだけの愛を与えてくれなかった父への恨みも合わせて、目上の男性には良い態度がとれないということができます。

関係念慮と恋愛妄想

「それから、直接の課長ではないんですけど、電話など取次ぐ独身の課長がいます。電話の取次ぎのほかは口をきくことはありませんが、朝の挨拶ぐらいはしないと失礼ではないかと思い、ときどき挨拶していました。その人はいつも机に目を落として、まわりのことに気がつかないふりをしています。でも私のことを意識しているのです。

この人はおとなしい感じの人で、大学出だから課長になっているけど、性格が弱くてあまり管理職タイプではありません。いつもひまにしてるんですが、いばったところがないから、私はこの人の声も表情も好きです。深い関係にならなくてもいいから、あんな人と話をしたいと思っていました。

その人はひまだから何となく私のほうに目がくるだけなのかもしれませんが、私の仕事に気をつけてくれているようで、いつも自分の机に目を落としていますが、目をあげると私のほうを見てるのです。それで私も帰るときには、その人がこっちを見るのを待ってさよならをいうようになりました。その二、三日はお互いに気持ちが通じ合ったと思います。私があいう人から好かれたいと思っているから、その投影かもしれないし、人の心はわからないといつも先生がおっしゃるから、私の投影なのか、あの人が私を好きなのか、考えてみてもよくわかりません。でも、そういう関係が盛りあがったところで、私はその人に対して、ガラッと態度がぞんざいになってしまったんです。私は十代から恋愛にあこがれてきたのに、目の前に御馳走を並べられるとイラナイと払い落とすようなことばかりしてきて、分析中もそのことが出ましたから、親に対する憎悪だってわかってるんですけど、実際になると、またやってしまって——。

課長は私が急にぞんざいな態度をとりはじめたとき、ふるえるような怒りの目で私を見たのですが、私はもう全然こわくなくて平気な顔をしてました。私の席からは課長の机は離れてますが、顔が向き合う位置なので当然挨拶しなければいけないのに、全然しなくなって、帰るときもお先にともいわないで帰ります。ちょっと課長のほうを見ると、怒った目で私のほうを見ていますが、私が席をはずして廊下のガラス戸越しにみると、頭をかかえて悩んでる様子をしています。私のことで悩んでいるかと思うと、ひそかに悦びを感じます。私はあの課長を振ったのだって——。そのくせ家に帰って、ワーッと泣いたのです」

Hさんの男性に対する感情の両極性は、先に説明したような事情からくるものですが、それはそれとして、人の素振りをすべて自分に結びつけているのは、精神科でいう関係念慮でしょう。パラノイアによくみられる恋愛妄想である、といわれる先生もありましょう。私は、人に賞讃されたがっているIさんの状態を延長して、人がみな自分に向いているという思いこみを喝采症候群としてみました。それで嫌われているという思いこみや、好意を得たと思うと――もちろんそれも独り合点なのですが――払いのけるようにするHさんの場合をネガティヴ喝采症候群と呼んでみました。

「じつは私の直接の課長が女性あしらいのうまい人で、はじめからその課長さんのことを好きだったのですが、私はこんな固苦しい人間ですから、嫌われてると思ってあきらめていたのです」

というふうです。しかし、朝の電車で一緒になって会社まで話しながら歩いたりした次の朝は、

「一緒に歩くのをさけるつもりで、別に必要でもなかったのですが、やりすごすつもりで売店で物を買いました。そしたら課長さんはタバコ買ったりして、私の買物がすむのを待っていてくれたのです」

という程度のことで、お互いにひかれ合っていると思い、

「あの方はほれっぽいタチですし、自信のある人だと思います。でも私はあの方と共通するところなどありませんし、現実、二人だけでどうこうなんて考えると、私の気持ちもつらいし。私は恋愛にあこがれてますけど、恋愛なんてくだらないともずっと思ってきました。なぜ恋愛がくだらない

かというと、女がくだらないからで、とくにあんな子供のような母に育てられて育ちそこなった私なんか、少しつき合えばみんないやになるにきまってます。あの会社もなんとかやってきましたけど、この先不安だからやめてもいいと思うし、でもせっかくここまできたんだから、そういう職場を自分から振り捨てるのはとても悲しくて、クスン」

Hさんはこんなに一方的な思い込みで人をみながら、

「私は自分の考えがないので、周囲の人の態度にふりまわされてしまうのです」

といっています。私は彼女に次のような忠告をしました。

「とんでもございません。あなたのお話をうかがっていますと、御自分の考えばかりだと思いますよ。自分の考えで、御自分の見たものをこうだときめつけていらっしゃるでしょう。たとえば相手がこっちを見て笑っても、それが好意なのか嘲笑なのか、全然関係のない思い出し笑いかわからないのに、あなたは勝手にきめつけて、私をどう思ったのだとおっしゃるのですよ。もっと、人は人、自分は自分という考え方をするように、これから自分を訓練なさることですね。自他の切りはなしをあなたの努力目標になさるといいですね」

人はみな自分に注目している

Hさんのネガティヴ喝采症候群がとくに男性に向けて出ているのは、結婚をあせっているためであって、人がみな、自分に注目しているように感じるHさんの対人感情は、別に男性に限るわけではありません。

分析を終わって、対人恐怖症を退治しようとする愚を悟ったHさんは、このままの自分で生きるほかはないのだと思ったときに、すでに三十の大台にのった自分の年齢に気づき、結婚したいと強く思うようになりました。アルバイトに出るようになったのも、人並みな社会適応の訓練という名目ではありますが、本当の目的は結婚相手が見つけたいので、とりあえず以上のような様相を呈しているにすぎません。問題は前述の男女を問わない対人感情であり、それがHさんの対人恐怖症の中核です。

私は対人恐怖症という名称に疑義があるけれども、それは重症の人にばかり接してきたからかもしれないとは前に書きました。こういう人たちには分裂病の境界例が多いとみておられる先生方がありますが、あの有名な森田療法でも治らなかったといって、私のところに来る人のほとんどがこの境界例といってもよいようです。Hさんも同様です。

最近、境界例についての論議が盛んなようですが、どうも私の経験では分裂気質にパラノイア傾向が強くかぶさっている人がそれにあてはまるのではないかと思われるのです。この境界例なるものと、喝采症候群とパラノイアと、私のいう一歳人の関連について、だんだん考えてみたいと思います。

第二章　正気のなかの病気

古沢平作先生の精神分析

古沢先生の立場と意見

パラノイアとつい口をついて出ることが多くなったことに気づいたのは、この十年ぐらいかと思います。戦争末期に疎開して農村に五年、新潟市に十五年暮らしていた間は、パラノイアのことなどまるで念頭にありませんでした。農村ではハンマ人足（半人前）の百姓仕事と子産み子育てにあけくれ、新潟市に出ても生活に追われていましたから、子供たちの成長をみながら、フロイトの理論や古沢先生の教えに照らしてみて、なるほどと敬服することが私の勉強であったわけです。

古沢先生のところに私を連れて行ったのは、仙台第二高校から東北大学医学部にかけて古沢先生と親友だった夫の兄です。夫には先妻との間に精神薄弱と診断された息子があり、義兄は私がまじめにその子供の養育を引き受けるつもりなら精神分析の勉強をしてごらん、といってくれました。古沢先生との出会いについては、前の本に詳述しております。

当時の医学界では精神分析学というものはあまり受け入れられない状態だったようです。東北大学医学部精神科の丸井清泰教授が米国から帰られて精神分析学を大学の講座にのせられたのが、医学として正式な待遇を受けた最初だと私は記憶しています。古沢博士は丸井精神科の助教授としてフロイトに学ぶべくウィーンに留学し、昭和六年暮から一年と少し滞在されました。

ウィルヘルム・ライヒの『性格分析』という著作が、古沢平作監修、小此木啓吾訳で昭和三十一年に日本精神分析学会から発行されていますが、そのまえがきの全部を左に引用して、古沢先生の紹介にかえたいと思います。

「昭和三十年は日本の精神分析学発展史に二つの貢献を記録する年となった。その一つは、夢寝にも吾々に忘れることの出来なかった日本精神分析学会が十月二十三日を期して成立したことであり、もう一つは、将来の発展の基礎を打ち建てる方法論の宝典、ライヒ著『性格分析』の日本訳の完成である。(訳者小此木啓吾君は、子宮の霊に憑れたという程激しい母拘束を、生れ乍らにして持参した真に分析のおとし児である)。

先づライヒと私の因縁から始めよう。私は不幸にして、直接ライヒの指導を受けることができなかった。ウィーンの一年は、私にとっては余りにあわただしかった。私は語学の不足のために最初の数ケ月を使用せねばならなかった。

私には、個人分析を受けることそれが西欧に旅立った第一の目的であったからである。私は経済的な理由から、フロイト先生にも分析を受けられなかった。しかし、ライヒの高弟であるリヒャルト・ステルバ Richard Sterba 博士の分析を受け、これはまた後で解ったことであるが、ライヒの学説から私が脱出する力となったのはパウル・フェーデルン Paul Federn の上位指導によるものであった。フェーデルン博士は、私の学習の指導者であったのである。

では、私はどうしてライヒと関係を持つに至ったか。私がウィーン滞在中になした分析の仕事は、私の学位論文の完成と私の個人分析であった。ライヒの著書の中にあるように、当時ウィーンの分析学会は分析技法が主流であった。ライヒの演習は中でも中心であった。だが私のような初学の者は、この演習に参加する資格を持たなかった。私がライヒを本当に問題にし出したのは帰朝後である。

その当時、一九三〇年頃のウィーン精神分析学会に触れて見よう。フロイト教授は既に病気（上顎の癌）のために第一線を退かれて、会長はパウル・フェーデルン博士であった。博士は哲学的傾向を持った人で、後年氏独自の自我心理学を作られた人である。フロイト教授は、氏の勤勉を愛し、夢の研究（飛ぶ夢）を依嘱され、氏は夢の中の自我活動を研究の対象とされた。当時の学会は多士済々であったが、既にナチの嵐はこゝウィーンにも波及して、フランツ・アレキサンダー Franz Alexander 博士は一九三〇年に米国に去ってシカゴに居を構えた。ウィーンの学会は、この会長の影響を受けつつあった若い人々と、一方ライヒの実践的なしかも深い学問的努力を以って活動した人々の群とに対立して、米国に起りつゝある一九三〇年代の精神分析学の勃興期と相俟って、技法の発達を遂げた。

この多士済々の中には、女流分析者アンナ・フロイト Anna Freud、ヘレネ・ドイッチ Helene Deutsch、老人組ではフェーデルンを筆頭にヒッチマン Hitschman、シュテーケル Stekel、ヌーンベルヒ Nunberg が居た。若い人々の中には、既に頭角を現わしていたリヒャルト・ステルバ、ハインツ・ハルトマン Heinz Hertmann、ウェルダー Welder、ベルグラー Bergler 等々を数えることが出来る。この若い人々は、一九五〇年代の今日、国際精神分析学会で夫々活躍している人々である。

吾々がライヒのこの翻訳を作ったというのは、ライヒの学説が正しいからではない。漸く分析治療が世に出始めた時、天才フロイトの技法を初めて体系化し、吾々にも追試出来る形式にまとめて形成したという意味に於て、丁度日本の分析療法が再出発をしようという時にこの様な道をもう一度歩む必要があると考えたからである。吾々が、ウィーンでなされたようにこの追試を真面目に数年行うならば、あのウィーンでの十年の努力が実ったように、吾々も亦次の自我心理学を理解し、それを土台にして現在のより完成された治療技法へと飛躍する事が出来ると思うのである。

幸ひ、訳者は生れ乍らの分析者と言ってよい程恵まれた分析者としての素質を持った者で、分析の縁に接する仕方も亦これに応じた恵まれたものであった。吾々はこゝに、こういう組合せを以って幸ひにもこの訳書を世に送り出すことを心から喜ぶもので、その不足は読者諸君の御協力によって今後補っていただきたい。昭和三十年十二月二十三日、古沢平作。」

古沢先生は謙遜な方で、右の文面ではフロイトとの交流についてはふれておられませんが、ステルバ博士の教育分析や、フェーデルン博士の上位指導など、すべてフロイトの配慮によるものです。はじめフロイトは東洋の熱心な研究者のために半額の料金で教育分析をしてあげようと親切な提案をされましたが、毎日のことでもあり、半額でも当時のお金で六千円は用意しなければならないので、断念せざるをえなかったときいています。

古沢先生の母理論

有名なアジャセ・コンプレックスを提唱された古沢先生の論文、「罪悪意識の二種」を夏休みの間に読んだフロイトは、

「東洋に我が友あり」

と激賞されたともうかがっております。フロイトがこの論文を読んで仏教を理解されたとはとても考えられませんが、同年の秋に出版された『続精神分析入門』のなかの宗教批判のところで、批判の対象は西洋諸民族の宗教だけである、と一言の断わりをつけたのは、仏教の救済がキリスト教と違うという認識を得られたからであると、古沢先生からうかがったことがあります。

それはともかく、文中に、「ライヒの学説から私が脱出する力となったのはパウル・フェーデルンの上位指導によるものであった」というところに注目させられます（フェーダンと呼ぶべきかもしれませんが、ここでは古沢先生の発音に従ってフェーデルンとします）。

P・フェーデルンは精神病の精神分析を手がけ、必然的に人生の最も早い時期の母子関係を重視した人です。

古沢先生はウィーンに行かれる前に、「罪悪意識の二種」なる論文を、東北大学医学部の機関誌である『艮陵』に発表しておられます。この独文訳を夏休みにフロイトに提出したわけですが、これは仏典にあるアジャセ王子の出生にまつわる母イダイケ妃のエゴイズムから発する、アジャセ王子の思春期暴力事件、父殺し、身心症の物語をとりあげたものですから、フェーデルンは古沢先生にとって最もふさわしい上位指導者であったということができます。

「フロイトのエディプス・コンプレックスは愛の葛藤が主題ですが、私のアジャセ・コンプレックスの主題は存在そのものの葛藤なのです」

と先生は言われましたが、アジャセの母イダイケは、夫の愛をつなぎとどめるために子供を欲し、その子に仙人の呪いがかかっていると知ると、高い崖（または高楼ともいう）から生み落としました。つまり、アジャセの存在は、母イダイケのエゴイズムによって、求められたり否定されたりしたのです。

メラニー・クラインも授乳時からの母子関係を重視していますが、赤ん坊の側の愛憎の心理に焦点をあてているのに対して、古沢先生の目は母親のあり方、母親の心理に向けられております。したがって先生は病気の心を癒すにはその人の母親のあり方をよく研究して、欠損を患者に認識させるとともにそれを補う工夫が大切であるとして、その第一義は何といっても母乳に象徴されるような無償の愛であると教えられました。

精神分析ビタミン不足説

もちろん、治療者が患者にそういう愛情を与えうるような技法があるわけではありません。また治療者自身が修練して、接するだけでも愛を感じさせるような人格になれれば申しぶんないでしょうが、そんなことはなかなか凡人のおよぶところではありませんから、そこにそれぞれの何らかの工夫が探求されなければなりません。

第一章のI氏の例でごらんいただいたような時間の使い方や、あくまで相手の連想内容に添った話し方などは、私なりにそういう意味の工夫のつもりでもあります。序文には、いつも医師ではないという自戒のために懇切丁寧になると書きましたが、それだけでなく、古沢先生の御教えにどうしたら忠実でありうるかという苦心が働いているつもりです。

古沢先生がお亡くなりになる前に、日記やノートの一部をおあずかりしましたので、そのなかからいくらか書き抜きをさせていただいて、御子息にお返しいたしました。その書き抜きのなかに次のような文章があります。

「分析的な話し方で不足、不完全なところはどこか。それは即ち解は解でもその解を本当にするビタミンのようなものが不足している。そこで説教（人格を中心にしたもの）ではそのビタミンは充分であるが、これは又、ごく少数の人が入信するにすぎない。こういう風に一長一短が生じて来る。ここで説教と分析とを両刀に把握すること、これが私のやろうとする所である。」

いうまでもありませんが、文中の説教とは人を説諭するいわゆるお説教ではなくて、仏教の教えの意味です。

古沢先生は非常にフロイトを尊敬されて、あくまでもその基礎理論に忠実ではありましたが、神経症を対象にしていたフロイトの研究が父子関係を中心にしていたのに対し、渡欧前からアジャセ・コンプレックスを提唱し、精神病の精神療法を手がけたフェーデルン博士の上位指導を受けられた先生が、母子関係を中心に研究を重ねられるなら、分析のビタミン不足説が出るのも自然のなりゆきでしょう。何といっても「とろかすような」母親の愛情が子供には必要であって、それがなければ心は育たないのだというのが古沢先生の持論です。

これに関して思い浮かびますのは、フロイトに忠実であったフェレンツィなども、フロイトが主張する非常に理性的な冷徹な治療者の態度について、もっと患者に寛容に愛情深く接してもいいのではないかという批判をもっていたと先生にうかがったことです。それはフロイトの後を継ぐ者が、より早期の人生へさかのぼることからくる必然でありましょう。人生の最も早い時期、つまり嬰児の時代には母親がすべてであって、じつはその母親の心は父親にかなり影響されてはいても、赤ちゃんはそんなことはあずかり知らないのです。

ある強烈なパラノイア家族のなかで押しつぶされたようになりながら子供を育て、成長したその令嬢が身心ともにほとんど死んだような状態になってしまった御婦人がありました。私がお手伝いすることになって、令嬢は三年後には生き返ったようになりましたが、その治療の過程でこの御婦人はつくづく述懐されました。

「私の事情などは、子供にとって何の関係もないことだったのですね」

まったくそのとおりです。元気になってからの令嬢は、

「母も私と同じ被害者だったのだと、このごろはつくづくわかるようになりました」

といい、今では何でも話し合い通じ合える良い親子になっていますが、そこにいたるまでに吐き出された母への恨みは、まことに深刻なものでした。

家族と子供の間にはさまってオロオロしている母親。家族に気がねして子供を抑えるばかりの母親。心労でふさぎこんでいる母親。そういう母親たちに、とろかすような愛などというそんなにおいしい心の栄養を与える余裕がないのも無理はありませんが、でも、母親がそうなった事情など、

赤ちゃんには関係ないことです。そして赤ちゃんは心の栄養失調になってしまって、後々までそれは尾をひき、とりあえず思春期の変動をのりこえられずにダウンしてしまいます。

古沢先生は、思春期はみんな精神病みたいなものだからあまり心配しなくてもいいが、時期はずれまで続いていたら、十分看護手当をしなくてはなりません、と言われました。第二次性徴で身体的に大きく変化するとき、心も大波にゆられて、底のほうに沈澱している大昔の残滓が浮きあがってくるといえばいいのでしょうか。思春期には無意識の奥から問題が浮きあがり、今までみられなかった態度の変化や、病的な徴候が現われます。それらの基は胎内からの母の心身の状況によってつくられるとしたら、現代の女性が女としての発展と社会的向上に熱心なあまり、母であることを軽視することには、将来に大きなリスクをともなうのではないかと心配になります。もちろん、こんな言いぶんは女性の足をひっぱるものとして攻撃されるでしょうが、古沢博士の指導を受けた者としては、現代女性の気炎をききながら、それを思わないではいられません。

私の精神分析勉強

ところで、古沢博士のような精神分析の第一人者に私などが受け入れていただくことができたのには、精神分析学が医学界に正規の席をもたなかったという当時の事情もあると思います。先生の古沢精神分析診療所はよく治るので神経症の患者さんの出入は多かったようですが、医学者の弟子、または共同研究者はほとんどなく、分析学を学ぶために集まる人は教育者ばかりといってもいい状態でした。先生もその情勢のなかで、御研究の主旨からも、分析学の教育への適用に情熱をもっておられ、とくに母親たち、母親になる娘たちを教育したいと考えておられました。

つまり、私が義兄に連れられて参上したとき、後に古沢学派と呼ばれて日本精神分析学界の中心になったグループの席は、ガラ空きだったのです。そして精神薄弱といわれ、六歳になっても自分で食事ができず、よだれで口のはたを赤くただれさせている少年を、少しでもよく育てたいという私のテーマは、その席に座る許可を得る資格があったのでした。

さて、そういうわけですから、学童疎開に参加できない長男のために、夫の姉の婚家である新潟の大百姓の家に行き、農作業と家事に追いまくられる生活をしながらも、子供たちがいるかぎり、精神分析学の勉強をすることができたのです。ご説明しましたように古沢先生の精神分析学は、母親が子供の心、性格の形成の中心であるという命題ですから、自分が母であり、子供がそこにいてくれさえすれば、いつでもどこでも生活そのものが勉強であったのです。とくに、長男は後に私が治療者になるべき道を開いてくれたのだろうかと考えることがあります。彼に何をしてあげるべきかという毎日の苦心は、教育であるとともに、治療の実習でもあったようです。

疎開したときは、就学を一年延期した長男は小学二年生でした。学童はひとりも東京都内には置かないという厳令が出て、個人の考えや感情などはあるだけむだな状態でした。集団疎開の参加が無理なら縁故疎開をしなければならず、人一倍手数のかかる子供をお願いするからには、できるだけ先方の迷惑を軽くするために親がついて行くほかはありません。でも、学童疎開のために親子が泣き泣き別れて、そのまま生きて会うことができなくなった人もたくさんあるのですから、息子の特別な事情はむしろ、この時代では幸せであったともいえそうです。

話が脱線してしまいますが、清潔な政治家として世の尊敬を集めていた市川房枝という人は、私は別に好きでも嫌いでもなかったのですが、終戦時に、「終戦をよろこぶような婦人は日本には一人もいなかった」と、何かに書いていたと、朝日新聞の天声人語で読んでから嫌いになってしまいました。あの戦争が終わったのを喜ばない女がいたら、それは庶民ではないだろうと思います。庶民ではない数少ない側の人間が、自分の気持ちを拡大して「一人もいなかった」と断定的にいい切ることができるのは、多分にパラノイア的ではないかと思ってしまいます。

それはさておき、農村の居候生活は惨たんたるものでしたが、あのころは日本中、少なくとも庶民はみな惨たんたるものだったのですから、文句をいうつもりはありません。私には生後一年半の長女というふろくもあり、馴れない私の労働力などではどんなにがんばっているつもりでも半人前で、二人のコブの御迷惑をカバーするには、全然まに合わないていたらくで、文句をつけられた義理でもありません。

ただ、息子はその環境の変化のなかで、考えさせる面白い材料をいくつも与えてくれました。しかし、一年半の娘や、その後も息子のために長く農村にとどまっている間に生まれた二人の子供の受けた影響は、面白いというにはあまりに深刻でした。それらは悪しき症例として、フロイトおよび古沢理論の正しさを私に痛感させたのです。

その後、新潟市に出てからも、長い間の無収入の居候生活のひずみが尾をひいて、徹夜で図案を描いて稼ぐような生活をしていたので、この子供たちの看護治療に心を砕くだけでもなみなみならぬことでした。長女はその様子をよく見ていて、お母様は三人前は働いてましたね、と申します。私は何人前働こうと、古沢博士の教えを受けていながら、たとえそれが戦争でやむをえなかったとしても、精神分析が子供の精神によくないと指し示していることをあえてしてきた親の罪跡を、少しでも多く拭きとるには自己犠牲の他にはまったく手段がなかったのです。

その努力はかなり効果があがったと思います。それは、フロイトと古沢先生への私の信頼を、ますます強固にする結果になりました。もし私が精神分析学を知らなかったら、それも古沢先生の母子関係の理論を知らなかったら、己れの罪過も知らないままに、少なくとも下の二人の子供は完全に精神分裂病にしてしまっただろうと思います。

どうもごたいそうないい方をしてしまったのは苦笑ものですが、要するに私はお勉強は大嫌いの怠け者で、義兄のうしろについて古沢先生にお目にかかったことの初めから今日まで、自分の志で勉強したことなど一度もないとは、以前の本にも書いたとおりです。それが事態やむをえず、現実的な必要に押しまくられて、はなはだしく痛切な実習をさせられてしまいました。

これがもし古沢学派の精神分析学でなかったら、このような状態のなかで、私のごとき何の素養もなく意欲もない人間が、何とか勉強させていただくことは不可能であったろうとは、常々思っている次第です。

性格形成についての私見

たとえば口愛前期について

前述の事情のもとで分析学説の追試をしてきたということは、口唇、肛門の粘膜快感、性器の快感が、段階的に部分的にリビドーを引きつけるごく幼いころの性欲と精神の発達とを結びつけるフロイトの理論を、その各段階の子供のあり方全体に拡張してみる結果になった次第です。

たとえば、口愛前期は口唇快感が中心になっていて、その心的エネルギーを引きつけている対象は母の乳房です。したがって、もっぱら口による摂取作用に終始していて、この時期での固着は精神分裂病のある種の類型をつくる、というのが精神分析学の定説です。

たしかに、そのとおりで、言葉の通じない赤ちゃんに愛を伝える手段として、授乳以上のものはありません。赤ちゃんは母親にゆったりと抱かれ、唇も頰も柔かい温かい乳房にうずめて、甘い香しいお乳を吸います。おなかも気持ちよく満たされ、全身で愛されていることを実感できるでしょう。それを思えば哺乳ビンから与えられるミルクは、おなかを満たしても乳房の快感はなく、せめて抱きあげてゆっくり飲ませるならともかく、寝たまま事務的に与えられるなら、快感度は大幅にマイナスになります。そういうことが、生まれたての赤ちゃんの心にとってどんなに大きく影響するかは、容易に想像ができます。

ところで、以上のような乳房との関係は、赤ちゃんの生活全体のあり方、それは母親のあり方ともいえますが、それを象徴するものと考えますと、たとえ母乳があふれても、母の心が上の空であったり、邪険であれば、前にも書きました動物的なカンといいますか、言葉を上回る精神感応といいますか、そういう赤ちゃんのレーダーがそれを感じ取って、せっかくの口唇快感も割引きされ、愛されているという実感は薄らぐにちがいありません。それどころか、赤ちゃんは自分がうとまれていると感じ、それは自分がうとまれても仕方のない無価値な存在だからだと思いこむ場合が多いのです。実際の優劣に関係なく、むしろ人より優れていてもどうしてもそれを認めることができないのが劣等感の特徴ですが、それは愛されていないと思いこむようなごく幼いときの状況のなかで原型がつくられるために、意識によって動かすことが困難であるからです。

口愛期に限らず、成長してゆく過程の各段階で、過度の執愛や愛情の欠損、または何らかの傷になる体験など、そういう問題が大きいとすんなりその段階が卒業できないで一種の執着を残し、その執着が無意識内にしこりとなって沈澱しているものを**固着**、または**定着**とよんでいます。

子供は、ところどころに固着を残しながらも成長してゆきますが、後に何かのきっかけで、精神がこの固着点に舞いもどるのを**退行現象**といい、退行したところにとどまってしまって出発できなくなっている状態が病気です。病気の種類や症状は、その固着の段階や内容によってさまざまに現われると考えられています。

ところで、口愛前期のことにもどりますと、この時期は歯が生えるまでの生後ほぼ六ヵ月ぐらいまでと考えられますので、私は、もっぱら受身の時代としてみています。自分では泣くことぐらいしかできず、何もかも養育者まかせでいるほかはありません。これは当人にとってはもどかしいことかもしれませんが、そのもどかしさも母親が行き届けばなだめられ、おだやかな気持ちで待つこともできるでしょう。赤ちゃんは安らかにゆっくり眠ることができ、目がさめておなかが空いていたり、オシメが濡れていたりすれば、それを知らせるために少し泣けばいいのです。そこには信頼感や安定感があり、そういうことが明るさ、優しさ、おだやかさ、あるいは、ゆったりした気質をつくる、最初の大切なことと思えるのです。

しかし、そうはゆかない赤ちゃんが多いでしょう。環境とお母さんの性格のかね合いによって、赤ちゃんの処遇は千差万別です。私の下の二人の子供などは、生まれてすぐから長時間放っておくことが多く、いつもおなかは空ききり、オシメはぐちゃぐちゃでした。はじめのうちは泣いたのでしょうが、すぐ泣くことのむだを悟ったようで泣かなくなりました。それは後々どんなに心をつくしてなだめほぐしても、自己主張とか要求とかを放棄したあきらめからくる一種の無気力や、基本的受身として後々まで跡をとどめることはさけられません。もし私が分析理論を知らなかったら、おそらく二人とも、ある種の精神分裂病になったと思います。

ある種の分裂病とは、どんな分裂病なのか、じつは私にはわかりません。手もとにある「リビドー編成の各時期と病的状態における定着の主たる点」という表にそう書いてあるのです。私は医者としての勉強は何ひとつしていませんから、分裂病の症状に詳しいわけではありませんが、おそらく私の下の子たちがあの人生の最初の深い失望をほぐされることなく成人したら、ものをいわず、食物もだれかが与えてくれれば食べるが自分から得ようとせず、周囲に無関心に片隅にうずくまり、頭のなかでは自分勝手な奇妙な幻想が展開するのを、呆然と見つめているようなありさまになっていたのではないかと想像します。

この姿は一人で置かれている失望した赤ちゃんの姿なのですが、この口愛前期の固着によるある種の分裂病というのは、こんな形ではないのかと思い、おそらくこれが純粋な分裂病なのではないかなどと、素人考えに考えております。

ちなみにこの二人の子供は、首に臍帯がかかって大変な難産のため仮死で生まれ、お尻を叩いても泣かないのを、たまたま疎開中の名医のおかげで助けられたのと、安産でポロリと生まれたのの違いがあって、同じ分裂型でも、安産のほうがどこかアッケラカンとしたところがありました。

以上は、とりあえず口愛前期を例にとって私の考え方を述べてみた次第です。

パラノイアとの出合い

生活に追われながら、子供たちの心を病気にしないように予防看護にあけくれて四十五歳になったとき、夫に若い恋人ができてその人と一緒になりたいというので離婚することにしました。家を整理し、上京することに決め、古沢先生にお話ししますと、

「更年期のパラノイアだから、二年も待てば落ちつくのに、残念ですね」

と、先生はいわれました。しかし私は、自分が人の邪魔をしている状態に耐えられない、ほとんどビョーキの性癖があって、いたたまれないままに別れてしまいました。私は基本的に分裂気質のうえに、早く父が亡くなって母の実家に居候をし、父方、母方の叔父たちからも援助を受けて成人したので、自分が存在することすら申しわけないような気分があります。そのため人様の御用があれば喜んでせっせといたしますが、自分のための主張は徹底的に苦手です。それでも子供たちがまだ幼ければ、子供たちのためにどんな主張も抵抗もしただろうと思います。幸か不幸か、問題のお兄さんは三十歳近くなってどうやら職場も安定した様子、末っ子も高校二年になり、何事も十分理解し消化できるだけ成長していて、とりたてて彼らのためにがんばらなければならない事情もあり

ませんでした。

古沢先生は〃パラノイア・ヤポニカ〃という言葉をしばしば口にされました。日本人の男性にはパラノイアが多く、とくにその人の性情の問題点が強く現われる更年期には、婦人のヒステリーに並んで男子のパラノイアがよくみられるといわれるのです。

離婚したとき、夫は五十六歳でしたから、その少し前から問題がはじまったとみて、だいたい男性の更年期であったのは事実です。この年頃の男性で自分の話したいことだけしゃべっていて、人の話がほとんど聞けない人をみかけます。相手の話が耳に入っていないので会話になっていなくても、そのことが少しも気にならない一種の高揚状態の男性は、もしかしたら更年期のパラノイアなのかもしれません。

フロイトも、パラノイアの症例としてシュレーバーについて論じているなかで、シュレーバー博士は発病の時は五十一歳だったといい、男性の場合でも「更年期」が発病の素地をなす場合があることを指摘しています。

フロイトは一九一一年に「自伝的に記述されたパラノイアの一症例に関する精神分析学的考察」(小此木啓吾訳、症例の研究の中)という長ったらしい題の論文で、パラノイアの症例としてシュレーバー博士の体験記を取りあげているのですが、性的な迫害妄想や宗教的な誇大妄想がかなり強烈で、古沢先生のいわれるパラノイアとは違うような感じです。もっとも古沢先生からパラノイアについてきちんとしたお講義を受けたわけでなく、折々のお話の間に出るものを何となく自分なりのイメージで考えていたにすぎません。

先生から夫は更年期のパラノイアであるとうかがったのが私がパラノイアを身近に感じるきっかけで、いわばパラノイアとの出合いでした。しかしそれについて深く追求するゆとりもなく、上京して来てから何をして生きてゆくかが頭痛のたねで、新潟市で夫としていた図案屋を東京で開業するには、若いシャキシャキのグラフィックデザイナーのひしめくなかに割りこむ自信もないしと、荷物の谷間で思案にくれているところに、健康を害しておられた古沢先生から、神経症のお客様がつぎつぎと紹介され、そのまま精神分析屋になってしまいました。

それも重症の人たちばかりで、はじめの三年、五年は夢中で自由連想法に取り組んでいましたが、神経症の症状がとれてもなかなか離れず、生活全般のお荷物をどっと人に背負わせるような感じで取りついてくる人たちが多くなると、神経症の奥にある基本的な性格の問題を深く考えざるをえなくなりました。

二大気質論の間に

それまでは人の性質を分裂気質と循環気質（躁うつ気質）の二つの大きいグループに分けるクレッチマーの二大気質論を、素直に受け入れ、あまり異和感もなく、ずっとそのやり方で人を観察していました。

もっとも、クレッチマーの気質標識の細部には、どうも納得できないところはいろいろあります。たとえば、分裂気質の人はまじめでユーモアを解さないなどとありますが、分裂気質の人がぽつんともらす言葉が非常にユーモラスであったり人のユーモアにも敏感に反応したりするのをよくみかけます。自分をカリカチュアして人を笑わせるやり方も分裂気質の人に多いようで、ユーモアありという循環気質の人は、うつの時はもちろんユーモアどころでありませんが、躁の時もショートケーキを顔に投げつけて笑いころげるような形になりやすいようです。

とくに性格と体質体型の分類などは、まったくあてにならず、分裂気質の人はヤセ型であるとされていますが、どうみても分裂気質なのに太っている人がたくさんいて、私はひそかに、分裂太り、という言葉をつくったりしています。

細部はともかく、この二大気質で分けるやり方そのものには疑問をもたず、ごく若いころに、「本を読んでおりますと、いろんな神経症の特徴が、それもこれも自分にあるような気がしてきて、どこにあてはめたらいいのか、わからなくなってしまいます」

と先生に申しあげたとき、分量の多いところに決めればいいだろうという意味のことをいわれ、なるほど、人間などは複雑微妙で、そんなにきっぱり分類できるはずがないと、そのとき納得したまま、〝より、どっちかふうである〟という大ざっぱな考え方で別段不自由もなく過ごしてしまったのでした。

しかし、前述のような事情でだんだん気質について考えざるをえなくなりますと、どうもクレッチマー流では間に合わないと痛感するようになりました。分裂気質かと思ってつき合っていると、意外な面が出てくる人、躁うつ気質かと思っているのにやはり意外な面が出てくる人があり、それは二つの気質が混じり合っているのだから、昔、古沢先生がいわれたように、どっちか分量の多いほうに片づけておきましょうと思っても、どうにも片づきません。だんだんパラノイアのことを考えるようになり、分裂気質と躁うつ気質の中間にパラノイア気質を置いてみると、だいぶしっくりしてきました。

それも長い間に、分裂気質にパラノイアがかかっている人、まるまるパラノイア気質の人、躁うつ気質にパラノイアがかかっている人、というふうに分類ができてきますと、分裂気質と躁うつ気質が混じってみえた部分は、いずれもパラノイア部分であって、分裂気質と躁うつ気質はパラノイア気質をはさんだ両側に、混じり合うことなく位置しているように思えてきました。そして分量の違いこそあれ、だれでも多少のパラノイア傾向がかかっているに違いなく、まったく純粋な分裂気質、躁うつ気質は、非常に少ないだろうという気がいたします。

はじめに書きましたように、『0歳人・一歳人・二歳人』という本を五年前に出したのも、この観察がしだいにまとまってきて、胎児時代から出産を経て生後六カ月ぐらいまでの固着（定着ともいう）に根ざした性格を0歳人、六ヵ月から十八ヵ月あたりの固着による性格を一歳人、十八ヵ月以後、三歳になる以前の固着を基本とする性格を二歳人、と呼ぶことで、自分なりに納得するようになったからでした。それはいうまでもなく、0歳人は分裂気質、一歳人はパラノイア気質、二歳人は躁うつ気質ということになります。

リビドー編成と病状の関係

フロイトの自由連想法を忠実に、といっても私の場合は古沢流に加えて、母親としての認識による解釈が主調になりますが、とにかく根気よく自由連想法を重ねてゆきますと、その人がどんな育ち方をしたのか、おおよそのことはわかります。

固着点は一つでなく、成長の段階のあちこちにあり、先にちょっとふれました退行現象は、その固着点のある低い年齢の行動とか表現とかが、成人の生活に現われることです。どの固着点にもどるのかは時と場合によりましょうが、この初期の形式への回帰が病状と深くかかわっていますので、それを整理した古い表が手もとにあります。

「リビドー編成の各時期と病的状態における定着（固着）の主たる点」というこの表は、精神分析学会の初期に、慶応義塾大学と九州大学の若い先生方がまとめられたものと記憶しておりますが、違いましたらお許し下さい。

それによりますと、つぎのようになります。

(一) 前期ロサジズム統裁期（口愛前期）

口による摂取のみにして両極性なし。性的対象は自体愛（対象がない）、前アンビバレンツ期。病的状態は精神分裂症のある種の類型。

(二) 後期ロサジズム統裁期（口愛後期）

噛むということからくるサジズム。乳房に対する両面性が出る、アンビバレンツ期。性格対象はナルチシズム対象の完全摂取。病的状態は躁うつ病的障碍。

(三) 前期肛門サジズム統裁期（肛門愛前期）

絶滅と喪失、破壊的傾向。後期ロサジズム統裁期と呼応するアンビバレンツ期。後期肛門サジズム統裁期との間で対象への顧慮が生れる。性的対象は摂取を伴う部分愛。病的状態はパラノイア、前性期の他の転換神経症。

(四) 後期肛門サジズム統裁期（肛門愛後期）

確得、所有。対象への親愛占有。アンビバレンツ期。性的対象は部分的性愛。病的状態は強迫神経症。前性期のある種の転換神経症。

(五) 前期性器統裁期（男根期）

男子の陰茎（女子の陰核）が大なる意義を獲得。アンビバレンツ期。性的対象は、対象愛であるが去勢コンプレックスのために限定している。病的状態はヒステリー。

㈥　完全性器統裁期

女子性器は男子性器がとっくの昔に認められた真価を認める。性的対象は性愛。病的状態はなし、正常。

以上ですが、これはフロイトの『続精神分析入門』によって整理したものでしょう。当時、私は新潟で髪ふり乱してあたふたしていたので、詳しいことは何もわかりません。『続精神分析入門』はその十五年前に出版された『精神分析入門　上、下』の続篇の形になっていますが、むしろその修正すべきところを修正し、確実と思うところを改めて追認した、フロイトの仕上げの書ともいうべきもので、古沢先生が訳しておられます。

古沢先生と続精神分析入門

余談になりますが、昭和四十二年五月発行の『文芸春秋』に、古沢先生のフロイト会見記があります。これは「世紀の巨星三十人会見記」という特集によるものです。その古沢先生の記事の最後が、『続精神分析入門』のことなのでちょっと引用してみます。

「先生は私に『続精神分析入門』を下さるということであったが、私はすでにそのとき持っていたので、恩師の丸井教授にあげて下さるようにお願いすると、先生は喜んで署名して下さった。

このことについては数日後ヒッチマン博士にお礼とお別れに行ったとき、〃古沢君、フロイト先生が君を非常にほめておられたよ。あんなむつかしい学問を永い間独学でやったことがすでにえらいのに、君の師に対する心根にはまったく感心した。日本人はそれだから偉いといっておられた〃と告げられ、私は思わずうれし涙が出た。」

余談ついでに、その後をもう少し。

「それはともかく、最後に私が、どうぞ先生、御老体をおいといになられますように、(当時七十七歳)、というと、先生は alles natürlich ——すべては自然のままに——と、いかにもことなげに答えられた。

私は平生、親鸞聖人の教えに親しんでいるので、すぐに自然法爾の気持が浮んで、一種、神々しい気にうたれた。

すでに三十数年後の今年もまだ、その声は私の耳底に響くのである。」

リビドー編成と躁うつ気質についての私見

それはさておき、本題にもどりますが、以上の分類がフロイトに忠実に整理されたものであると思いながらも、ここに多少の異論があります。たびたび述べましたように、私の場合は幼児の成長を観察することでフロイトを追試してきましたので、その結果から考え合わせてみますと、(二)の口愛後期の定着による病状が躁うつ病になっているところがどうもしっくりしません。

ここで病状といっているのを、私は分裂、躁うつ、パラノイアにかぎり気質として見たいと思います。その基がどこに根ざしているかということなのですが、私としては躁うつ気質を観察するかぎり、どうも二歳を中心にした幼児性の延長という感じがしてならないのです。

もちろん、肛門愛前期、後期にかかわる神経症に反対する考えはありません。ただ、人の性格特徴を赤ちゃんのあり方とひき比べてみますと、粘膜快感から受ける影響もひっくるめて、躁うつ気質には二歳児がぴったりするように思われてならないのです。二歳児というのは、肛門愛後期に相当するのではないでしょうか。肛門の括約筋は生後一年近くなればだんだん強くなりますが、出ようとするものを押さえ、確得所有を思うままにするようになるのは、やはり一年半以後でしょう。ということは、ウンコを十分にためて肛門や直腸の快感を自由に味わえるのは一年半以後で、二歳を中心にした年齢なのです。

肛門愛後期の特徴を表でみますと、確得、所有、対象への親愛占有、とありますが、躁うつ気質の人は物への確得欲、所有欲がはっきりしていて発達しています。二歳児は自分の生産物であるウンコをしっかり保持し、その価値を高く評価し、出す時は愛する母への贈り物としてさし出します。それは躁うつ気質の人の物に対する現実的な態度と重なりますが、この傾向の強い人が、物をもらって喜ばない人はいないなどと断言しても、受身の0歳人にはさっぱり通用しないことがあります。

そんなとき受身の人は、内心の迷惑をかくして、そうですね、などといっているのです。

躁うつ気質の人の能動性や自己主張も、括約筋が十分に発達してきた子供が、意志をもって、自分のウンコは自分のものだから自分の思うようにするのだとがんばっている様子に似ています。そういう意志も主張も実行力もある能動性は、やはり肛門愛後期のものでしょう。また、対象への親愛という傾向を成人の人間関係に延長してみますと、躁うつの人の積極的な対人関係、人なつこさに行きつくように思われます。

このように、躁うつ気質と肛門愛後期の関係を考えてきますと、口愛後期が躁うつ病的障碍の固着点になっていることに疑問が生じてまいります。口愛後期は、歯が生えてから離乳を経て普通の食事に至る間と思われますので、六ヵ月から十八ヵ月くらいまででしょう。これは肛門愛前期と同じ時期といえます。

生後六ヵ月くらいまでの赤ちゃんは、排泄に関してはオシメが濡れて気持ちが悪いから泣いて訴える以上の関心はないようにみえます。己が体内から流れ出るものに気づき、絶滅と喪失感なるものを感じはじめるのは六ヵ月より後でしょう。このころはまだ括約筋が思うように使えませんから、排泄に関心をもちはじめてみたものの、出てゆくものをくいとめる力はありません。それが喪失感として強く感じられるということは、うなずけます。

この肛門愛前期の病的状態がパラノイアであることに何の異存もありませんので、同じ年齢である口愛後期も、気質としてはパラノイアに関係があると考えたいのです。歯が生えて、母の乳房を噛んでニッコリしているうちに、だんだん噛みくだく力が強くなり、それにともなう攻撃力は躁うつ気質の積極性といえなくもないでしょうが、まだ力のバランスが悪くて握ったものをこわしてしまうようなパラノイア的攻撃力に、私には思えるのです。

もちろん、同一の年齢のなかに、口唇や歯にまつわる固着による思考感情と、肛門粘膜にまつわる固着による思考感情が別個にあることは十分承知してのうえで、一歳を中心にした同じ時期の肛門愛前期と口愛後期を、パラノイア気質の固着点としたいのが私の考えです。

愛憎相反性と感情の波についての私見

口愛後期、肛門愛前期、後期から男根期にかけてのアンビバレンツ——両極性、つまり養育者へ向ける愛憎の相反性——は、排泄のしつけをめぐって、肛門愛後期に最高潮に達します。ためておいてどっと出す快感にひたろうとする幼児と、出る前に知らせろと要求する養育者との間の格闘が激しくなるからです。

幼児にとって最も大切な養育者に対する、大好きなのに憎らしい、という相反する感情が、後に躁とうつの波の基調になっていると考えられます。何といっても波がはっきりしているのは躁うつ気質で、愛による陽性な感情は躁的気分に、怨みと憎しみの陰性な感情がうつの気分になって、表裏が交互に現われるのだと思われるのです。

ときには、躁的気分が極度に高まると、非常に怒りっぽくなる場合があります。ある躁うつ気質の御婦人が、私から見るとどう見ても躁状態なのに、今、自分はうつなのだといいますので、なぜそう思うかききますと、気分が悪く不機嫌だからうつであるという答でした。彼女はその気分を、

「オコれて、オコれてしょうがないんです」

と表現しています。自分が怒るつもりもないのに、怒りが湧きあがるような状態なのでしょうか。これは親との闘争が高まっている状況ですが、怒りが外部に向けて噴き出しているので、愛の明るさとは別物であるにしろ、躁状態であるといえます。

うつになるとこの怒りが内向して、自責になりますので、フロイトはうつ病の人の自責に苦しむ様子から、無意識のなかに取り込んだ親の要求を想定して、超自我と名づけました。一人のひとの同じ心のなかにありながら、自我とは独立したエネルギーを所有して、自我を監視し、裁くきびしい働きをする部分であるとし、

「うつ病発作中には超自我は極度に厳格になりまして、あわれな自我を罵倒し、卑しめ、虐待し、自我に極めて重い刑罰を予想せしめ、今はとっくの昔のこととなった——そして当時は苦にも思われなかった——行為に関して自我を非難するのです。」

と口をきわめて述べています。躁病の状態については、

「自我は歓喜に堪えない陶酔状態にあり、あたかも超自我がすべての力を失ったかのように、あるいは自我と合流したかのように勝ち誇ります。そしてこの自由になった躁病的自我は、実際何の防害も受けずに、あらゆる欲望を満足させるのであります。」

と描写しています。

フロイトが超自我が強くなったり弱くなったりするとみているのに対し、カール・メニンガーは、自我のほうが強くなったり弱くなったりするという説明をしていますが、要するに自我と超自我の力関係で躁うつの波が立つという点では同じ意見です。ただ、メニンガーはそれに加えて、本人の意識していない、愛情のなかにかくれている憎しみの念を問題にしています。

たしかに、憎悪の系列には攻撃本能や破壊衝動が並びます。憎悪が波にのって外に向かったり内に向かったりする形を考えてみますと、躁状態の極でオコレテオコレテ、うつの極で自責に苦しむのもわかるような気がします。

パラノイアの位置

パラノイアは一歳児であり、口愛後期と肛門愛前期にあたり、生後六ヵ月までの分裂気質と、十八ヵ月以後の躁うつ気質の中間にあるという私の意見に対して、教育相談の仕事をしている若い友人の森和夫君が、

「フランスのラカンもパラノイアは六ヵ月から十八ヵ月の問題だと言っていますよ。それから内沼幸雄教授もパラノイアを分裂病と躁うつ病の中間に置いておられます」

と力づけてくれて、『対人恐怖の人間学』（弘文堂）という内沼幸雄先生の御著書をすすめてくれました。その第六章の、対人恐怖の精神病理のなかにパラノイア問題を論じておられます。パラノイア論の歴史から書き起こされたこの御著作に大変勉強させていただき、まことに潜越ないい方ですが、深く共感致しました。この精緻な御著作をここに簡単に御紹介するような失礼なことはできませんが、

「天才と狂気の関係にもうひとつ犯罪が加わって三拍子そろい、そのうえ正気と深くからみあっているところに、パラノイア概念の汲めども尽きない精神医学的意義がある。」

というこの項の書き出しに、まずひきつけられました。

「ところが奇妙なことに、現代の精神医学では、パラノイア概念はなきに等しい状態に陥っており、今では日本の精神科医でパラノイアの診断を下す者はほとんどいないといって過言でない。このような状況は、わが国の精神医学に限らず、欧米諸国においても多少ともみられる一般的動向といえるが、はたしてそれでいいのだろうか。」

と続けられているのを拝見して、ふと安堵の気持ちを味わいました。不勉強で精神医学についてもほとんど無知な私が、ただ周囲を見つめることで感じていたことが、あまり見当はずれでもなか

ったと知ったからです。

内沼先生はクレッチマーの二大気質論については、

「この不当な偏見、というより差別は、自・他の関係という視点からみれば、何の根拠もないことが明らかとなる。」

と批判しておられます。私も先に述べましたようにクレッチマーの気質標識の内容には同意しがたいところがありながら、長い間このクレッチマーのいう分裂気質、循環気質の分け方を規準にしてきて、だんだん疑問が出てきたのでした。

それはともかく、内沼先生の御著作の主題は対人恐怖症ですから、パラノイア性対人恐怖についての深い考察があり、パラノイア性対人恐怖が二大精神病の両方に向けた二つの顔をもっていることは確かであるといっておられます。さしあたりネガティヴ喝采症候群のHさんなどは、精神分裂病に顔を向けた対人恐怖ということになります。おかげで、分裂気質にパラノイアがかかっている人、まるまるパラノイア気質の人、躁うつ気質にパラノイアのかかっている人、その左右の両端に少数派の純粋分裂気質と純粋躁うつ気質があるという分け方も、まんざら悪くもないのだなと力づけられました。

もっとも内沼先生は、パラノイア概念から二大精神病へとアプローチする道を、自己と他者の関係から綿密に説いておられるので、私の大ざっぱな育児的段階による理解などは、まるで次元のちがう点を、お詫びの気持ちで付記しておきます。
ただこの三つの気質の欠陥についてのお考えにまったく同感なので、ちょっと引用させていただきます。

精神分裂病——自分はあってなきがごとき人格の欠陥状態に陥る可能性が高い。

パラノイア——思考と情動の乖離はない。人格全体の偏倚的発展。

躁うつ病——他人はあってなきがごとき人格の欠陥状態に陥る可能性が高い。

大人のなかの一歳児部分

パラノイアという病気

私がパラノイアについてしばしば思い悩まざるをえないのは、パラノイアという病気の特徴に大いに関係があると思います。それはまさしく正気のなかの病気なので、自然に私のような医者でない者のところに相談がくることになるのです。

当人が悩みを訴えてくる場合にしろ、周囲がほとほと閉口して相談を持ち込む場合にしろ、それが病気とはだれも思っていないのに、どうやらパラノイアと考えなければならないところに行き着くことがよくあります。また、どこでも治らなかった神経症や恐怖症の症状がとれた後に性格的問題が残るとは先にも述べましたが、その性格的問題の中心にパラノイアがあることが非常にしばしばです。ときには、一家のなかの健全なはずの人がパラノイアで、病人といわれているほうがまだしも正常なこともあります。

私は、三十五歳から四十五歳まで新潟で、四十五歳から五十五歳で辞任するまで東京で、家庭裁判所の調停委員をしていましたが、夫婦や家族間の紛争には前述のようなケースがよくありました。相手のパラノイア気質にほんろうされて疲れはてた人のほうがよほど異常に見え、相手への非難がじつは被害者の悲鳴であることが、だれにも、調停委員にも、理解されないで、くやしがればくやしがるほど、おかしく見えてきたりします。一方、パラノイアさんのほうはああいえばこうと理路整然としていて、前後に多少の矛盾があっても記憶に歪みがあっても、断乎たる自信、いわば妄想的確信があるので、毎日一緒にいるわけでもない第三者には、どうもこっちのほうが正しく見えたりするのです。

パラノイアというのはどんな病気なのか、私は勝手に〝一歳児の行動思考をもった成人〟と考えているのですが、医学上の正しい診断を知っているわけではありません。私の手もとには、『精神病学提要』という教科書がありますが、昭和三十四年増補第八版というので、その後の三十年間にどのような学説の変更があったかどうか、門外漢の私にはまったくわかりません。この本は東大名誉教授の三宅鉱一博士の御著書で、東大助教授を経て当時は金沢大学精神科教授の島薗安雄博士が増補されたものです。このなかのパラノイアについての記述を、つぎに引用させていただきます。

『歴史

Paranoia なる名はもと Para=neben, noia=Vernunft とて普通の理性がある人に同時に誤れる思想が並び存すという意なり。即ち一見常人の如く見えても妄想が同時にある病とせり。昔はこれを一種の病とせしが経験を積むに従い妄想を主とする精神病は決して一種の病ならず、精神分裂病、殊に妄想性癡呆、パラフレニー、酒精、コカイン中毒、脳黴毒、進行麻痺、ヒステリー、躁鬱病等にも認めらるるを知り、偏執病なる特別の病を設けんには他に特殊の原因あり、特異の症状、経過あるべき要ありと考えらるるに至れり。偶々クレペリンはこれを系統ある妄想を有する慢性不治の精神病にして、しかも幻聴無く、経過久しきに亘るも癡呆に陥らぬ病とせり。されど他の学者は斯かる病の存在を疑い、たといこれありとしても、それは同人の個性、性格の亢進にて、同病発生の傾向ある病的素質者に発せる妄想病性態度 Paranoische Einstellungen（プムケ）なりとし、或は生来性病的素質の上に或事件に対する感情に富める観察と外界の影響が加わりて偏頗心が異常に亢まりたるものとし（ブロイレル）、なおこれを外来の原因に対する病的反応 Pathologische Reaktion と広く解釈する人あり。また他の考には躁鬱病の或型と考え（スペヒト）、或は精神分裂病の特異型たるパラフレニーの変型と看做す人もあり。かくて同病の存在と本態につきては異説甚だ多しと知る可し。

定義

偏執病とは生来、甚だ綿密、凝り性、偏れる考を持つ病的性格者が或機会に応じ妄想を構成し、その妄想が容易に去らず、年と共にその力を強め、しかも他に著明なる症状なく、殊に幻覚を欠き、経過甚だ長くとも癡呆に陥らぬものとす。但しかかる病の存在には疑惑あるを免れず、後日の解決に俟つ可きのみ。

症状

知覚、領解は一般に健全なり。されど自己の妄想に都合良き様の推測・領解・思惟あり。そのため思い違い・考え違いあるを免れず。意識は常に明清にして談話には悟性あり、秩序存す。幻覚なし。時に夜間幻覚に似るものを見たりと述ぶるものあれどそは空想、又は追想の錯誤に止まり、従って強いて幻覚なる名称を付けんとせばクレペリンが言う逆行性幻覚 retroaktive Halluzination なる名がよしとする人あり。記憶・記銘には障碍なきも妄想に関しての追想錯誤は多し。この追想錯誤は甚だ真らしく述ぶ。妄想を話すには頗る綿密、熱心、緻密、真しやかに順序よく話すものなり。ために同病に慣れざる人はその話を聴きて同人を病人とは思わず、その言に魅了せられ真実と信ずる場合多きものなり。されどその言を深く吟味せば、却って考え方に間違いあり、主観的推量多く、無関係なる事をさも関係ある如くに話し、己に都合よき様にのみ註釈し、空想に基き事実に基かぬことあるを察知せらる。しかも自己の主張は決して曲げず、反省の意更になく、理由なき、根拠なき確信と知らるべきなり。

例えば何等関係なき事を己を苦します所為、敵を助くる行為と考え、又は己を偉人・大発明家として証拠なきことを確信して話し、時には人を誤り（人物誤認症）、妄想様曲解を深め、終には皆凡てを己の妄想に関係付けざれば止まぬものなり。

この妄想の確立は緩慢にして多くは数年を要す。しかもその後、歳月と共にその妄想が益々確立し根柢深まり円熟して強固となり、信ずること厚く、これに対しての弁駁には全く耳を藉さず、却ってその弁駁にはその反証たるべき事柄を空想して対抗し、終に確乎不抜なる思想と化し、毅然たる系統を有する妄想となるものなり。しかも本病の妄想はその数一二に止まり、多からざるを常とす。

気分はその妄想の内容に応じて異なるも、概して元気よく、時には甚だしき慢心、尊大、又は刺戟性・恐怖心を示す。殊に妄想に関する感動は頗る強烈にして、若し他人がその妄想に対して気に入らぬことを言うか、或は自己の妄想を主張して我説を徹さんとする折には、熱心なる気宇顔面に溢れ、顔面潮紅、時に烈しく争うに至る。

平素の行動は全く常人の如くにて奇行なし。暴行なく、職に堪え、狂人の如き点を示さず。ただ妄想に関する言行のみに異常の熱心さを示しそのために往々非常識なる行動を敢てし、時に刑に問われ、感情に激して違法行為を犯すものあり。なお平時には温和なれど変人視せられ、時には却って偉人・発明家と看做され居るものも少なからず。従って精神病とは思いも寄られず、医師の許に来るもの殆ど無く、精神鑑定に際し始めて専門医に接する例珍しからぬなり。

本病者の数は極めて少し。クレペリンは一％位と云う。なお病者と気付かるる前に数年を経過せるもの多く、中には四〇年間も精神病と思われずに経過せし例ありと云う。恐らく一生、病人と思われざるものも少からざるべし。余の永年の経験にて偏執病となせしものにはなお疑あるも、確かに同病と思われるものは頗る少数なり。』

ホトンドビョーキとホントニビョーキ

以上がパラノイアに対する専門家の見解ですが、その後の三十年間にどのように研究が進み、認識の変化があったか私は知りません。この病気は非常に少ないとありますが、妄想的確信にとりすがって何事も都合よく歪曲し、人の言葉には耳をかさない人はかなり多いように思います。しかし、これは私が気質としてみているからなので、病気として診断するということになれば話が違ってくるのでしょう。

先の教科書でも、病型については、

「追跡妄想を示すもの最も多く、心気・嫉妬・誇大・発明・予言・宗教妄想、自己の身分・系図を高貴と考うる妄想、色情妄想、殊に高貴の人と縁組せりとの妄想を示すもの等これに次ぐという。」

とあります。ただこれらの妄想が、先の症状のところで述べられているように、幻覚がなく、ただ都合のいい推測・領解・思惟で成り立っているなら、本当の事情を知らない人は妄想と思えないでしょうし、事情を知っていても、「理由なき根拠なき確信」なのか、何かのためにする意識的な嘘なのか、容易に判断がつかないでしょう。

気質のなかで、この病型に出てくる妄想のあり方を考えてみますと、たしかに、心気的に自分の身を案ずることが強い人、嫉妬心の強い人、自分を実際より高く評価している誇大的な人、その高い自己評価が発明、宗教、予言、政治などを一つの手がかりとして発揮される人、高い自己評価に見合う能力に恵まれない現実から目をそらして不如意を他のせいにして恨んでいる人、身分自慢の人、有名人を知っているといいたがる人、など、別に珍しいことでもありません。追跡妄想的、色情妄想的状況などは、陽性にしろ陰性にしろ、喝采症候群に付随するものといえます。そういうその人の特質が多少常識を超えていても、病気といえるのか、単に気質と理解すべきか、そのあたりがどうもはっきりしません。

なお、診断の項をみますと、

「本病の診断には多くの困難あり。若し似たる状態を見れば、躁うつ病、精神分裂病、パラフレニー、心因性精神病、病質者、殊に病的虚言、詐欺者の妄想様空想症等と鑑別すべし。」

とあります。そうなると、とても軽々にパラノイアなどと口走ることはできなくなります。そこで私は、必ずパラノイアの後に気質とか傾向とかをつけて、このホトンド病気をホントニ病気と区別したいと思います。

本来、精神分析学は正常、異常の標準規範を明確にするのが目的ではなく、ひとりひとりの問題について、その真相を見きわめることで現実に役立つことを心がけているのですから、ここで成人のなかの一歳児的思考形式・行動様式への回帰について云々するのなら、やはり独自の立場で一歳人というのがいいのかもしれません。

幼児話法と合理化的自己主張

一歳の子供はかなり言葉がわかりますが、それでも相互理解を求めるのは無理です。彼らは自分の本能衝動を中心に何事も勝手に思い込み、客観的に間違っているかどうかなど知ったことではありません。前記〝症状〟の説明に照らしてみますと、「知覚・領解は健全だが自分の妄想に都合のいいように推測し領解し思惟するために、どうしても思い違い考え違いが生ずる」とあるのにぴったりです。したがって、追想錯誤が多いのは当然ですが、この傾向の人は断乎として主張しますから、この種の人と言い合いになりますと、多少自身を客観視できる正常人は、自分のほうが思い違いをしていたような気分になってしまいます。

「この追想錯誤を甚だ真実らしく述べ、妄想を話すのに熱心で真しやかに話すから、聞く者は真実と思ってしまうことが多い」とありますが、幼児の嘘は当人自身にとっては真実のことが多いのは一般に理解されています。これをいい大人が妄想を蕊にした確信をもってやるのですから、知らない第三者は本当と思います。

「無関係なる事をさも関係ある如くに話し己に都合よき様にのみ註釈し」というところも、幼児話法といえましょう。一歳児ばかりではありませんが、小児にはこの話し方がよくあります。うちの子がまだ小さいとき、妹のほうが、

「オカタマ、オカタマ、オネタマがアタチのオナカ、ハサミで切るとイッタヨ」

と言いつけに来ました。真相は妹が姉のおやつのお菓子を食べたので姉が怒ったのですが、こういう都合のいい話し方も一歳人の得意とするところです。

この傾向は、合理化、正当化として現われ、ああいえばこうと言い抜けばかりするのも、この範疇に入るでしょう。言い抜けているうちにだんだん辻つまが合わなくなってもあまり意に介するふうもなく、いよいよ追求されて行きづまると、おこり出す、ふてくされる、よそで悪宣伝をする、などは、一歳児が思うようにならないで泣きわめくのによく似ています。なかでも相手を閉口させるのは、病気になってみせたり、うっとうしく沈みこんでみせるやり方です。

「自己の主張は決して曲げず、反省の意更になく」というとおりで、沈みこんでいるからといって

反省しているのではなく、あなたのおかげで私はこんなにつらい思いをさせられていると、相手を責めているにすぎません。

なかには、いかにも反省しているように、沈みこんで、みんな私が悪いんですなどという人がありますが、その自責ぶりがオーバーで、結局、相手にアナタが悪いのではないといわせてしまいます。つまり、相手がそういうまでやめないのは、叱った大人が降参してあやすまで泣いている幼児であり、泣くことが攻撃であるわけです。

万能感の行方

一歳児の誇大妄想については第一章のI氏のところでもちょっと説明しましたが、胎児には何もしないでいても生かされている形での万能感があり、乳児も泣けば人が来て用を足してくれる形の万能感があるといわれています。これは何もできないのですから何の能力もないのですが、すべて受身で満たされている逆説的なものでしょう。

この万能感がどう満たされるか疎外されるかで、すでに人生はさまざまな出発になります。それを受けたつぎつぎの段階での各源泉からくる傾向が、互いに影響し合い、性格に組み込まれながら成長しますが、寝かされていたものが這い出したり、這っていた者が立ちあがったりすれば、どんなに偉くなった気がするでしょう。万能感はその現実と組み合って誇大妄想になります。

しかし、この誇大妄想を後々まで残してしまうか、だんだんにとろかして現実に適応させてゆくかは、養育者の扱い方次第です。〃中庸は徳の至れるものなり〃とは東洋の格言ですが、西洋から発した精神分析学でも、子供の心を円満に育てるために、養育者に中庸をすすめています。風俗習慣からくる表面的な相違はあっても、人間であるかぎり心の根本にかかわることにそう違いがあるはずはありません。

喝采症候群のI氏のように、お利口お利口とはやされれば、小児誇大妄想の一歳児は、自分は並みの人間とは違うのだという確固たる信念を、無意識の根底にしっかり抱え込んでしまうことはいうまでもありません。しかし、あまりむざむざと叩きこわすようなことをすれば、逆にしがみついてやはり無意識の奥深く抱え込んでしまいます。

アブラハムは一歳児でもしつけを受け入れる能力のある例をあげていますが、その患者さんは三人姉妹の中の子でした。姉の二歳のときにこの子が生まれ、排泄のしつけができていない姉娘と赤ちゃんをかかえてほとほと閉口したお母さんは、三女を妊娠すると、まだ生後一年にならないこの子に、早々と清潔の習慣を強制したのです。この子は従順に育ったのですが、「成人後、意識的には従順と犠牲心を示したが、強い無意識的復讐心との精神軋轢に苦しんだ」というのです。

アブラハムは幼児が万能感を排泄作用に付与する時期があるといっていて、この患者のように早すぎるしつけを強制すると、小児期誇大妄想があまりに早く打ちこわされ、怨みと劣等感が残ることを指摘しています。

じつは、私もこのようなケースをいくつか知っていますが、深くかかわってみると、どのケースにもこの劣等感の奥に、私はあんなに無理な親の要求にちゃんと応えてきたのだ、私には高い能力があるはずなのだ、という変形された誇大妄想といえるものがあるのです。これは誇大妄想といわずにプライドといえば、もっと理解されやすいでしょう。劣等感の奥にプライドがあり、その矛盾に苦しんで、その矛盾を合理化するために病気になっている人は意外と多いのです。しかも親の要求に応える無理な努力には、いつ親の機嫌をそこねて叱られるかもしれないという恐れがあり、それが後に病気の悪化や発作への非常な不安になやまされる神経症の原因になっている例もよくみられます。

また、心気妄想がパラノイアの病型に数えられていますが、心気症の目的が、自分は病気だから高い能力を持っているけれども発揮できないのだと、自らを慰めるところにある場合を非常に多くみます。だいたい合理化の機制は、人への弁解のために働くように見えても、自分自身をなだめるのが本来の目的ですから、本人は実際に苦痛があるのです。

外見も健康そうに見えるうえに、医者が診察しても病気がみつかりませんから、どう見ても仮病のように思われてしまいますが、当人は苦痛があって真剣に思い悩んでいるので、仮病扱いをした人のことは後々までも許しません。ふつうの健康人でも、ときにあちこち痛いこともあり、目まい、動悸などもありますが、心気症の人の苦痛は、おそらくその程度のものではないかと思われます。ただし、当人にとって、今にも死ぬる大病のように感じられているのも事実です。それはちょっとのかすり傷に大泣きしている幼児の姿そのものです。

話を誇大妄想にもどしますが、パラノイアの病型のなかに、予言・宗教妄想というのがありました。これも赤ちゃんが万能感から、自分の願望や思考に非常に大きい力があるように空想しており、泣いて大人を動かすのでわが声の力を過大評価していることと関係があるでしょう。

また、気狂いと天才は紙一重だとよくいわれますが、私は、一歳児の誇大妄想の強固な人がたまたま才能に恵まれていれば天才になるが、残念ながら才能がなければ気狂いになるほかはないのだと思っております。正確には、才能が狂気を救う、というべきでしょうか。

すべては程度問題ということ

一歳の子供は見るからに愛くるしく、まつわりつこうが、ききわけがなかろうが、気にもなりませんし、大口あいて泣いている姿まで天真らんまんで、つい抱きあげて慰めてあげたくなります。しかし、同じことをかわいげのない大人がすれば、感じがいいわけがありません。そのことは0歳人であろうが二歳人であろうが、その傾向を強く現わしていれば、みな同じことです。

いずれにしろ人間の性質などというものは、極端になればたいていはいや味なもので、親切も度がすぎればうるさがられ、おとなしいのも度がすぎればじれったくなります。ここで一歳人を取りあげることは、いかにもパラノイア気質だけがいやらしいもののように受け取られかねませんが、けっしてそういうわけではありません。

すべての性質がその量と方向によって、良くも悪くも現われるというのは私の持論で、今までの著書のあちこちに書きました。

ある御婦人が本質的に0歳人で、私も御同様で何かにつけて考え方や感じ方がよく似ているのですが、ある日躁うつの波が話題になっていて、この波はアンビバレンツ期に関係があるから、パラノイア気質にもみられると私が申しますと、

「いやですわ、それじゃ、私、パラノイア気質なのかしら」

と困ったようにいわれました。この御婦人は一家に君臨するパラノイアさんにさんざん悩まされたので、パラノイア気質に強い拒絶反応があります。

「私はまるっきり仕事をするのがいやで、ごろごろしていたいけれどそうもゆきませんから、やっと最低線で働いてる時があるかと思うと、自然にやる気が出てきて、意欲的に動けるときもあるのです。私は躁うつではないから、きっとパラノイアの波なんですね」

「そうでしょうね」

「そうでしょうねなんて、いやだわ。先生はどうなんですか。いつも似てるっておっしゃるけど」

「私はまったくといっていいほど、波がないんですよ」

「まあ、さすがね」

「とんでもない。波がないなんていえば、いつも穏やかな聖人君子みたいにきこえますけど、あなたがごろごろしていたいときと同じ状態ばっかりで、自分から意欲が湧くことがまるでないんだから、最悪ですよ」

「だって、わりとお仕事してらっしゃるじゃありませんか」

「そりゃ、ホトンド病気だけどホントに病気じゃないから、御要求があってこっちも納得がゆけばやりますよ。あなただってごろごろしてたくても、しぶしぶ最低はお仕事なさるでしょう。このしぶしぶもできなくなったらホントに病気でしょう」

「そんなふうには見えませんけどね」

「古沢先生の分析受けちゃったから、意欲がなくても仕方がなければやれるんですよ。これでも積極的な自発性があれば、もう少し偉くなったかもしれないんですけどね。あなたはやる気の波がときどきくるだけ私よりましじゃありませんか」

0歳人には活動のエネルギーが不足していますから、外からの圧力をかけてもらわないとなかなか動けません。それを思えばこの御婦人がわずかでも一歳人の波とエネルギーを持っていることは、まるきり能動性がないよりはよほど上等です。

一歳児は立ちあがって動き出し、0歳児からみたら比べることもできない活動性があります。そのうえ、口愛前期の、歯が生えて噛みくだく攻撃力は、一種、殺人的な傾向をもっているのが問題ですが、適度であれば好ましい活動力となって、自他にどれだけ助けになるかわかりません。攻撃力こそが、努力の源泉であるからです。

ところで、ここではホトンド病気、ときにはホントニ病気のような状態を並べ立てることになりますから、一歳人というのはひどくいや味な人間として受け取られてしまうでしょう。そのことは先にも書きましたように、パラノイアという病気の特徴と関係があります。

分裂病がホントニ病気であれば、心にシャッターをおろして他とのコミュニケーションをこばみ、内面は非常に鋭敏に何かを感じていても、外見は鈍く無反応で、あきらかに具合のわるいのがわかります。シャッターのなかでは独特の思考が空想的に活動し、非現実的抽象的な妄想を形成して、それにともなう幻視幻聴があるなら、医者は躊躇なく手をさしのべるでしょう。

それに比べて、パラノイアは「意識は常に明清にして談話には悟性あり」というふうですし、妄想も分裂病とちがって現実的で、知らない人が聞けば本当と思うようなものですから、ホントに病気でもだれも病気とは思いません。そういう人をめぐるさまざまの問題を持ち込むには、私のような専門的知識のあるふつうのオバサンが――今はオバーサンですが、いちばん便利なのでしょう。

そこで、私がかかわる一歳人たちが、精神病レベルにパラノイアである場合が多くなります。分裂気質、躁うつ気質の人たちは精神病レベルであれば精神科の領分で、私などが相手をすることはほとんどありません。そういうわけで、一歳人にかぎり私もホントに病気の人とつき合いますから、ありのままを書いてゆきますと、一歳人だけがとりわけいやらしい人間のように見えてしまいます。くどいようですが、それを即、一歳傾向のすべてという受け取り方をされないように、おことわりしておきます。

量、方向、自覚の程度によって、良いほうに活用できることは、パラノイア気質も、分裂気質、躁うつ気質と変わるところはありません。

一歳児の恨み

一歳の子供は立って歩き出し、当人としてはさぞかし偉くなった気分もするでしょうが、実際には何の力もありません。みんな周りの大人の手を借りなければなりません。母親の手を引っぱってゆき、欲しい物を指差せば母親が代わりにとってくれます。

実際にはそろそろ我慢することも教えなければなりませんが、アブラハムのいうように、生理的にも無理なしつけを強行するようなことは逆効果で、恨みと復讐心を残すばかりです。一歳の子供には是非の分別はありませんから、自分の願望を妨げられればそれだけでも恨みになりますのに、大人のほうが筋の通らないことをすれば、恨みは深くなります。

一歳人の特徴のひとつとして、恨みが深いということが数えられます。恨みのまったくない人もいないのでしょうが、恨みの深い人は些細なことでも恨み、長くその恨みが消えません。百のうち九十まで親切にしても、あとの十をことわったために終生恨まれるような経験をされた方もありましょう。親しくしているうちに相手のまつわり方がうるさくなり避けるようになると、裏切られた裏切られたと四方に悪宣伝された苦い経験をもつ方もありましょう。恨みの深い一歳人は、そう珍しい存在ではないようです。

こういう人と関係したら、あきらめてとことんつき合うか、悪口を言われるのを覚悟で離れるか、いずれにしても甘い予測は許されません。つまり、一歳の子供はまつわり要求し、要求が満たされるのが当然、満たされないのは満たしてくれない相手が悪いという心的状況のなかにいるのです。

こういうすべて思うままになるべきだという快感原則に満たされている状況を、徐々に現実原則と入れかえてゆくしつけは、その子供の将来のために必要です。しかし、くり返しますが、無理はいけません。あまり恨みを残さない配慮、工夫があるべきです。

型を決めることは無理

とはいえ、この配慮工夫が単純ではありません。叱り方、ほめ方という課題で、談話や原稿を求められることがありますが、まじめに考えるとこの問いに答えることができません。同じ言動でも、その人の人柄や雰囲気によって、相手に与える印象がまるで違うからです。また、受ける側によって反応が違います。

暴力がいけないといっても、ブン殴られて気分がさっぱりすることがあります。ブン殴る人の人柄にもよるし、殴られるほうの心理状態にもよります。ちょうど罪悪感がつのっているところを殴られたために、罪悪感が清算されて心身爽快になることはけっして珍しいことではありません。だからといって、ブン殴るに限るというのは暴論です。多くの場合、暴力は怒りと憎悪、恨みと反抗心を相手に植えつけるので、表面上の従順は得られても、真の教育的効果はあまり望めません。

しかし、私はいつもおだやかに話してきかせますという人が、じつはネチゴチとしつっこくて、心理的には殴るよりはるかに暴力的なこともあります。私は何もいわないといいながら、ぐっと不快な雰囲気で周囲を圧迫する人もあります。

話がそれるようですが、ここに息子のことで悩んでいる二人の母親がおりまして、一族が同じ敷地内に住むという似かよった条件の生活をしています。住居は別棟になっているものの、A夫人のほうは、夫の妹が離婚して自分の息子と同年の男子をかかえてもどって来ているので、夫の両親はわが娘に不憫がかかるのか、そっちの子供ばかり偏愛して、自分の子供を無視し、差別してきたのがわが子の心がひねくれた原因だと訴えるのです。B夫人のほうは、そういう特別の事情はないのですが、やはり夫の妹の家族が密接して住んでいます。彼女の言いぶんでは、夫の両親がわが子をとりあげて溺愛するから、こんなことになったというのです。

こういう複雑な環境に嫁の立場で暮らしている人は気苦労が大変で、さぞかし疲れることだろうとお気の毒に思います。しかし、A夫人、B夫人の性格がもう少し違っていたら、受けとり方も違い、子供への影響も違ってきたかもしれません。実際には、A夫人の息子さんのほうが状態が悪いのですが、どちらかといえば、祖父母に溺愛されるBさんのほうが、深刻な結果になる危険は大きいように思えます。何といっても、赤ちゃんは母の胎内で母の心音になじんで暮らし、生まれたときすでに母親と切っても切れない関係ができていますから、本能的に母の胸を求めていて、すぐそばにその懐かしい胸があるのに代用の人の膝にいなければならないことは、非常な欲求不満になってしかるべき状況なのです。むしろ、A夫人は疎外されているおかげさまで、わが子との間をだれにも邪魔されないことを喜ぶべきだったでしょう。この子を損ねたのは、おそらく義妹母子への嫉妬や、舅姑への憎悪に侵されたA夫人の陰うつな心であったのではないかと思われます。

それはともかく、老人がかわいがったから悪くなった、かわいがらなかったから悪くなった、というなら、祖父母は孫に対してどういう態度をとるべきである、などと断定的なことはいえないことになります。要するに、老人たちの性格、父母の性格が入り交って子供に影響しているのであって、形のうえの問題ではないのだろうと思います。

この例から教訓が引き出せるとしたら、溺愛とか無視とか極端なあり方はいけないということ、やはり中庸が大切であるということになりましょう。また、とにかく子供は親の子供なのだから、祖父母は遠慮するべきであるともいえましょう。しかし、遠慮が冷淡であると受け取られることもあるかもしれません。そういうわけですから、どうするのが良いなどと簡単にいえるものではないのです。

とはいえ、一歳の子供に他人はすべて自分に奉仕するために存在するなどと思いこませるのは、子供の将来に対してはなはだしく不親切です。だめなものはだめと教えながら、なるべくそのことに恨みを残さないようにしなければなりません。

叱ること、オコルこと

具体的な工夫は個々の判断にまかせることにして、古いノートから、大変適切な古沢先生の助言を抜き書きしてみます。

「厳しすぎても甘やかしすぎても問題は起るのです。〝すぎる〟ということは、いずれにしても困ったことです。しかし、私が治療したうえでの感じでは、甘やかしすぎて起ったほうの障害は治療しやすいようだ。厳しすぎるお母さんのつくった病気は、私と患者の間に、厳しいお母さんが立ちふさがったような感じになって、とても治しにくいものです。」

「ひとつひとつ、その場合によって違うことではありますが、甘さと厳しさの割合の手かげんは、どのくらいのところを基準として考えたらよろしうございますか。」

「そうですね。三度かわいがって一度叱るという程度がいいでしょうね。あなたはおしる粉を作るでしょう。そのときは、お砂糖ばかりでなく塩をつかいますね。甘いおしる粉も、砂糖だけではいい味が出ません。塩を入れると甘さも引き立ち、味にこくが出ます。そういう感じと思ったらいいでしょう。」

「それでは、厳しさというのは、甘さを引き立てるためにあるのでしょうか。」

「そうです。だが、甘さを引き立てるということはつまり、甘みを、うまみにかえることです。愛がすべての妙薬ですが、愛はただの甘みでなく、うまみでなければほんとうの愛ではないですね。受けたほうがありがたく、うれしくなければ、つまり、おいしくなければ愛は愛として生かされないのです。」

先生は三度かわいがって一度叱るといっておられますが、一歳の幼児ならもう少し甘くてもいいだろうと思います。甘みをうまみに感じさせるための塩味、というのはまったく名言で、そのさじ加減はその時の子供の様子で考えるべきでしょう。よく〝叱らない教育〟という言葉をききますし、私の話をきいて「叱ってはいけない」と受け取る人もありますので、叱るということの内容をよく考えてみる必要があります。

人間であるかぎり、幼児を叱らないことがありえましょうか。まったく叱らないならば、幼児は動物として育ち、社会に適応できない人間になるでしょう。犬や猫でも人間に飼われるうえは、叱られてしつけを身につけます。叱ることは、幼児を人間として育てるしつけに付属する大切な作業ともいえます。ただし大切なのは、怒ってはいけないということです。まず、叱るのとオコルのは、まったく違うという認識が養育者になくてはならないでしょう。

叱るのはルールを身につけさせるうえでの一つの技法であって、オコルのは感情で相手を圧迫することだと私は考えております。叱るには、いつも相手の状況をよく把握している必要があります。今のこの子に、どういうルールを与えるのがこの子のためであるかをよく考えて、キマリをひとつつくったら、それに反するときにキチッときびしくするのが叱ることです。それには言葉の通じない幼児なら、そのときに決めた体罰を、サインを出すように与えるのもいいでしょう。お前、それはルール違反だよ、というサインですから、体罰といっても痛い思いをさせるのが目的ではありません。叩くのはあくまでもサインを出すことで、オコルのは痛い目に合わせることなのです。

このサインの出し方をよく決めておかないと、受け手は混乱して、サインの役割を果たしません。こういうときには、お尻をペンペンをするとか、お友達の玩具を取って返さないときは力ずくで取りあげて持ち主に返すとか、お友達に乱暴するならちょっとつまんで隔離するとか、すべてあっさり、でもいったん決めたら必ず実行。同一の違反に対して、出したり出さなかったりするルーズなやり方では、やはり受け手は混乱し、サインの意味を理解することができないばかりでなく、サインを懲罰と誤解します。

だいたい、あるときは叱り、同じことでもあるときは見逃すようなやり方をする人は、感情的な傾向が強く、叱るよりオコルほうになりがちだともいえるようです。オコルことは、こちらからサインの意義をふみにじることになります。

このしつけがうまくゆかなければ、一歳の固着が強く残り、成人の思考言動に一歳児が顔を出します。今までに述べた小児誇大妄想的自己評価、嚙みくだく攻撃力、うらみ、からみ。それに一歳児はすべて自分が中心で生きていますから、嫉妬心も強く、カラミ、ウラミ、ネタミの「三ミ」がパラノイア気質にはとくに目立つように思われます。

また、一歳児には自分のものも他人のものもありませんから、この自他の分別の困難が物にまつわり、名誉にまつわり、責任にまつわり、口愛後期のむさぼりや肛門愛前期の喪失感などとともに働き、さまざまな様相を呈します。それらを具体的に書いてみようと思いますが、年をとってもの忘れがひどく、適切な例がたくさんあるのに、テキパキと出てきませんので、とりあえず手あたり次第でお許しを願うことにします。

一歳人さんたちとその周辺

感情転移性恋愛の奥様

F夫人は強度の不潔恐怖症で、長い年月、いくつかの病院を経た後、四十歳をすぎて私のところに来ました。自由連想法で不潔恐怖の症状はとれましたが、基本的にパラノイア気質が強く、何かにつけて訴えのある御婦人です。

上流家庭に生まれ、口やかましいわがままな母親に育てられ、カソリックの女子校で教育を受けていますから、性的欲求の強い抑圧があります。それは分析である程度処理されたものの、基本的なパラノイア気質がからまっていて、いろいろ面倒なことをいってきます。自由連想法は基本的性格まできれいに整理する力はありませんから、この段階になると、対面でふつうの会話をしながら自己教育の手助けをする形になります。

性的欲求は抑圧されると、かえって奥深いところで熾烈に燃えるような気がしますが、Fさんの場合はその軋轢の解決として婦人科疾患があり、心気的な内科の患者でもあったと思われます。少し意地の悪い見方をするならば、結婚して二人の子供が生まれるあたりまでは御主人のほうが性的に積極的なので、夫人の性的欲求は罪悪感なしで満たされていたのでしょう。御主人の熱心な時期が過ぎ、自分から求める気持ちが起こってくると、自分の本能衝動に対する罪悪感が働き出してもつれてきます。それに一歳人さんは、自己評価が高くて自分の魅力にたのむところがありますから、御主人の御用がないのにこちらから申し出るなどという屈辱的なことは絶対にできません。

ただし、以上のことはけっしてFさんが意識しているわけでなく、すべて無意識的なものです。そして無意識内の葛藤は、しばしばその解決に肉体もまきこみます。私には脳生理学は皆目わかりませんが、無意識のある場所と、自律神経やホルモンの中枢のある脳幹のあたりと関係があるのだろうかなどと考えてしまいます。

Fさんの婦人科疾患は、分析治療のおまけできれいに治ってしまい、内科のほうも御用がなくなっていましたが、ある日、かなり昂奮した電話がかかってきました。

「主人が私にお化粧をしてはいけないと申します。お化粧するななんていって、そのくせ部下の仲人に出ろっていうんです。お化粧もしないで結婚式なんか行けるとお思いになりますか。お化粧するなっていうんなら、私、仲人なんかできません」

まるで私が御主人のように、噛みつくようなすごい見幕でした。

「それはお化粧するなとおっしゃったんではなくて、もしかしたら、奥様がお気がつかずに少しお化粧が濃くおなりになっていたのではございませんか。少し薄くなさるようにおっしゃったのではございませんか」

どうも一歳人は、ちょっとの批判を全体の否定と受けとるところがあるので困ります。

「いいえ、お化粧するなっていったんですッ」

「そんなこと気にしないで、かまわないからお化粧なさいませ。いつもより少し薄くなされば、御主人は何もおっしゃいませんよ」

そんなやりとりを一時間もくり返して、ようやく気持ちがおさまったのでした。これは一般にいうヒステリーでしょうが、とにかく一歳人はしつこくて、頭が悪いわけではなくても話に時間がかかります。それからしばらくして訪ねて来られたとき、

「あのお電話申し上げたときは私、昂奮してまして先生のおっしゃることがよく理解できませんでしたけど、たしかに私のお化粧が家庭の主婦のみだしなみの程度を越えていたかもしれないと思いあたることがございましたの。私、あのころ歯医者さんにかかってまして、歯医者さんが必要以上に私に接近して治療なさるものですから、ヘンだヘンだと思っているうちに、なんとなく歯医者さんが忘れられなくなっておりました。それで知らずにお化粧が濃くなってましたのね」

F夫人は、婦人科の先生にも内科の先生にも、感情転移性恋愛のあった人です。感情転移性恋愛とは、父に向ける愛情要求を男性の教師や医師に向けるために、先生の人格や外観や性的魅力に関係なく起こってくる恋愛感情ですが、Fさんの場合は自分の恋愛感情を相手に投影して、相手が自分に恋着しているという妄想的な確信が生ずるのです。

これは、基本的なパラノイア気質が強いためと考えられます。だいたい幼児は、男根期までは自己愛的で、養育者を愛しているといっても、それは愛されるために慕っているだけであって、愛をさし出しているのとは違います。それが男根期の後半に、人生最初の異性愛を異性親にさし向けるエディプス期に入って、はじめて及ばずながら自分から愛するという形になります。感情転移性恋愛は、その形が反復されるところから起こるので、「私は先生を愛しています。先生は私を愛してくれますか」という愛の告白と問いかけになります。

Fさんの場合はずっと自己愛的であり、一歳児の小児誇大妄想的自己評価がありますから、相手の何でもないしぐさも、自分が懸想されていると思いこむ材料になり、自分の愛着はそれに応えているのだと、自分にいいきかせることになります。

自己愛は精神が自分に集中している形ですから現われ方はさまざまで、けっして一般に考えられているような〝うのぼれ〟ばかりではありません。同じ自己愛でも、0歳人はもっと自信がなく、とかく自分はうとまれていると思いがちです。これはおそらく、生後六カ月までのまるまる受身の時代というのは、養育者がたとえ一方的な支配干渉型でも、十分に世話されることが幸せであって、固着をのこさずこの時期を卒業しやすいことと関係がありましょう。つまり、0歳人の固着は、おおむね放置、疎外、または行き届かなかった、などにかかわるので、0歳人が一人合点に思いこむときは疎外感の影響下にあることが多く、あっさりあきらめるか、いちるの望みにすがって相手のはっきりした意志表示を待つか、ということになります。

分析をするときには、分析者の生の感情を出さないことが大切だとされていますが、私は分析でも対面の相談でも、いったん引き受ければだれにも懇切丁寧で愛想がいいのですが、0歳人はこちらが好意を持っていてもなかなか信じず、一歳人、とくに二歳がかった一歳人は、こちらが腹のなかでどんなにうんざりしていても、先生は私のことが大好きなのだと思いこみます。なかには、自分から頼みこんだのを忘れて、先生を喜ばせるために通ってあげているのだと思っている人もあって、そういうことを口にしているのを周辺の人からきいて、あ然とすることがあります。

一歳人でも0歳が基本にある人は、好意を信じないものの、まるまる0歳人のように黙ってひがんでいるのでなくて、「私をどう思ってますか」としばしば問いかけて好きだといわせたがりながら、それでも信じかねています。

御主人のあり方で

F夫人がなぜ急にものわかりがよくなったのか、その理由は話しているうちにだんだんわかってきました。

「あの後、おすもうの千秋楽の券が手に入ったから二人で行こうと主人が誘ってくれました。主人がお化粧するなと申しました後ですから、頭のセットもしたらいけないのかと思ったんですけれど、あまり髪がのびていたものですから美容院にまいりまして、主人が怒るかと思ったのですけど、気嫌よくニコニコしまして何も申しませんでした。それでお化粧も薄くしてちょっと紅をさしたくらいで行きましたら、主人がやさしく解説してくれたりしまして、私、とても幸せでございました」

「それじゃ、お仲人さんもおつとめになりましたか」

「はい。それで、あの、主人も機嫌がよろしうございまして。お酒をいただいたりしまして、それで私に強引に求めまして。そういうとき、私、いやなんでございますけど、でも後はしばらく平和な気持ちで過ごしまして、それで考えたんですけど、どうも主人も年でございますから、会社のお仕事も責任が重くて大変で疲れますのでしょうが、しばらく遠ざかっておりますと、歯医者さんが治療中にさわったことや言ったこと、身ぶりなど、忘れられなくなるようなんでございます」

「きびしくお育ちになった方は、そういうことをお気づきになるのが、なかなかむつかしいのですが、よくお考えになりましたね」

「以前でしたらとてもそんなこと、思いも及びませんけれど、おすもうで楽しい思いをいたしましたり、たまさか主人がお酒をいただき強引にとか、そんなこと重なりましたら、ふとアンナ歯医者さんどこがいいのかしらと思いましたの。何だかあのとき、とてもお化粧したくって、主人にいわれましたらカーとなってしまいましたけど、何だかフワフワして物色しているような状態でしたのね」

「御主人はあなたのお化粧をとがめられたのではなくて、あなたのそういう御気持ちを御心配なさったのでしょう」
「私の無意識に危険を感じたのでしょうか。あの人、あんな顔してて存外敏感なんでしょうか」
「フロイトは、リビドーが相手の無意識を直通にキャッチすることがあるから、一種の精神感応として研究してみてもいいのではないかといってますよ。親子、夫婦など、密接な関係の人にあるのね。あまり無関心になればそういうこともなくなりますから、御主人が敏感だというのは愛情がおありだからでしょう」

書けば簡単ですが、この程度の理解のある会話ができるようになるのに、ほぼ十年近くの年月がかかっています。たびたび申しますように、基本的な性格を自由連想法で動かすことはできません。自由連想法から得た性格の成り立ちへの理解をもとにして、当人がそれを望むなら、自己教育的に修正の努力をするほかはなく、求められれば私も手伝いはいたします。

ところが、一歳人、とくに二歳人的一歳人は、けっして自分が悪いと思わず、いつも被害者としての訴えを持ち込んできますので、自己教育に持ち込むことはなかなか困難です。そこで幼児のしつけと同じ心がまえで、十分甘く受け入れながら、少しの塩味をきかせる意味での忠告をいたします。強烈な一歳人の場合、そういう対応を根気よく十年近くもつづけて、以上の程度には改善できるのが私の力量としてはせいいっぱいです。

家族の協力

ここでは御主人の配慮とやさしさが、大変救いになっていますが、御主人がこのようなかかわり方をして下さるところまで持ってゆくのがひと仕事です。というのは、神経症の人が遍歴の後に私のところに来るころには、たいていの配偶者は辟易して逃げ出している状態になっているからです。親子ですと、はじめから協力を得られることもかなりありますが、夫婦の場合、相手の神経症の症状だけでも相当うんざりするのに、私のところまで来てしまう人は基本的性格が強くかかわっている人が多いので、できれば離婚したいぐらいの気持ちです。そういう配偶者も神経症の症状がとれれば、オヤとふりむいてくれます。その後、性格的な問題が起こるたびに少しずつ塩味をきかしていますと、逃げていた配偶者も少し近寄れるようになります。

この段階でも、パラノイア気質が目立ってきます。本当に精神病といえる分裂病、躁うつ病は病院で治療されますから、私などがお相手をする分裂気質、躁うつ気質の方たちは正常な範囲の人で、後々のおつき合いもパラノイア気質に比べてはるかに楽です。

どなたでも長年悩まされた神経症から解放されれば、今度は性格的な欠点を何とかしたくなるのも無理はありません。あの症状をとってくれたのだから、これも精神分析で何とかなると思ってしまいます。分裂質の人はたいて無気力、消極、気弱などをもう少し何とかして能動的になりたいと思い、躁うつ気質の人は躁の方は気分がいいものですから、何とかうつをなくして、いつも躁でいたいと思うようになります。

しかし、とてもそうはゆかないことがわかってきますので、分裂質の人はとにかく現実に適応できていることで十分なのだと納得してくれます。躁うつの人は、うつをどうやり過ごすかのコツがわかることで納得してくれます。そして不思議なことに、そう納得してあきらめると、かえってある程度自由になり、能率的になるようです。これは、自分を何とか改善したいと苦慮することに消費していた精神的なエネルギーが節約されて、仕事や勉強のほうにまわされるのだと考えれば、別に不思議ではないのかもしれません。

その点、パラノイア的な人たちは、というよりホントニ病気のその傾向の人たちは、まったくあきらめることを知りません。そして、適量ならば努力の源泉にもなるべき攻撃力も大量で、悪いのはみな周囲の者であって、自分は少しも悪くないのですから、家族などは遠まきにして様子をうかがうより仕方がないでしょう。

そのようにいうといかにも獰猛なようですが、必ずしもそうばかりではありません。前にも書きましたように、その手段は、泣く、ふさぐ、身体の加減が悪くなる、などのネガティヴなものも多く、はた目には弱々しく見え、当人も自分はデリケートで気が弱いと信じています。しかし、やられる側は全面降伏しないと許してもらえないので、たちまちこりて敬遠するようになります。

そういう家族は、まったく逃げ切って縁を切る勇気もありません。親子とちがい夫婦ならば、離婚すればいいのですが、ちょっとした批判にも大変な反撃をくらうのですから、離婚などをいい出せば、目的を達することはできないうえに、どんなひどい目にあうか、その恐ろしさは考えるまでもないことです。したがって、彼らは相手の精神が改善されることは望むところではありますが、そんな計画に加担するなどという大それたことは絶対にしたくないという矛盾のなかにいます。その矛盾の境地から出て来てもらうには、こちらがある程度の成果をあげて、少しは話の通じるところまで持ってゆくほかはありません。そこまでの治療者側の孤軍奮闘は並大抵のものではありませんが、F夫人の御主人のように、ちょっと批判的なことを口にしてみることができるようになれば、協力をたのむことも可能になります。

しかし配偶者には、相手がもともと持っている傾向を強くするような、配偶者側の問題もあることを考慮に入れる必要があります。そのうえで協力を求めるのなら、配偶者側を支える用意がなければなりません。

相手だけを責める人たち

相手に嫌われることをしながら、離れてゆく相手をうらみ、原因になった自分のことはまったく省みないのは、一歳の子供そのものです。ダダをこねている自分、思うままにふるまっている自分が、周囲を困らせ、うんざりさせることは一歳の子供には理解できませんから、オコッたり、アッチ行ってしまう相手が悪いとしか考えられないのです。そのことを思ってみても、この一歳の傾向には、オコラず、単純明快に、一事にしぼったルールを一つが身についたら次に移るようにして、ゆっくり根気よく教えることの大切さがわかります。

夫が子供の教育に無関心であることを嘆いている奥様方はたくさんいらっしゃいますが、たいていは自分が気づかぬままに、夫を押しのけているのです。自説が強く、夫が意見をいっても受け入れないので、夫のほうもものを言わなくなります。そのいちばん多い例が、勉強のことでしょう。教育ママたちは、「そんなに勉強、勉強と追い立てるな」という父親の意見は、意見として認めません。自分が子供の学業成績を心配し、成績があがることに熱中しているときに、それに反対するのも子供の教育を考えているからこそであるとはまったく理解できず、頭からお父さんは非協力的であるときめつけてしまうのですから、やがて夫も本当に非協力的になってしまいます。ある非行少女のお父さんは、

「まことにお恥かしいことですが、私と子供の間に妻が立ちふさがってしまいますので、私もまったく無力感におそわれて、手が出なくなってしまうのです」

と、いかにも淋しそうにいっていました。

もちろん、この逆で、何をいってもきく耳を持たない夫に失望して、意志のないような状態になっている虚脱したような母親もあります。そういう両親にまきこまれたり、反発したりしている

子供たちが手におえなくなると、この種の人たちは必ず相棒の無関心にすべての責任を負わせます。

私には小さい集まりに来て下さる親しい方たちがあり、そのなかの一人の奥様が、友人をどう慰めたらいいかといって話されたことなので、次の話は伝聞で、詳しいことはわかりません。

そのお友達の御主人は剣道家で葉隠れの信奉者で、長女、長男をその信念で育て、奥様の発言は一喝して抑えるというふうだったそうです。長女は結婚しましたが、やがて離婚して紅毛の青年と同棲しました。長男は大学に入りましたが、団地の庭でカセット音楽を流し、女装して踊るようになりました。

伝聞に論評することはさけるべきでしょうが、あまりはっきりした絵に描いたような話なので、とりあげてみました。というのは、強制は反発を招くのみ、という心理的な現象のことです。長女も長男も、父から受けた教育の正反対、いわば父親の最も嫌いなことをしてみせているわけです。

こうなってから父親は、母親が子供に何もいわないのがけしからんと責めるのだそうです。お前が子供のすることを黙ってみているからこういうことになる、お前が甘いからこうなった、というのが父親の言いぶんです。この母親から逐一訴えをきかされている奥様は、友人甲斐に何とか力になってあげたいと思っておられますが、助言を求められても私には名案が浮かびません。私はケース研究になるとまったく無能で、直接当事者に会って詳しい話をきかないと、どうしたらいいのかわからないという頼りない人間です。

「その御主人はきっと強烈なパラノイア気質でしょうから、そばからよけいなことをいうと、こちらにもトバッチリがきますよ。それに、子供たちはそこまで反抗をあきらかにしているのですから、そのうち自分の足で歩いてどこかに行ってしまうでしょう。そのとき、夫をとるか子供をとるかは、そのお友達のお決めになることで、第三者が意見をさしはさむことではありませんものね」

「でも、あなたどう思う? どうしたらいいかしら、といわれると、私、困ってしまいます」

「たよりないようだけど、そうねえ、大変ねえ、困ったわねえ、と同情的にいいながら、よくお話をきいておあげになればいいんじゃないかしら。ほんとうは意見をいわずに、辛棒強く話をきいてくれる人って、貴重な存在なんですよ。そうやっているうちに、お友達はああでもないこうでもないと、考えをきいていただきながら、結局、自問自答の形で、結論を出すときがくるでしょう。いわばロジャースのカンセリングの方式に近いかな」

「それでは子供さんたちはそのままにしておきますの?」

「まあいいんじゃないですか。べつに悪いこととしてるわけでもないし。将来どうなるかは当人の問題だから、当人にまかせてればいい、というより、彼らの現状を何とかしなければならないというのは、こっちの価値観で批判してるわけで、父親と同じことになってしまうんじゃないかしら」

「そういえばそうですわね。私、本心お気の毒に思ってますから、その気持ちでゆっくりお相手をしますわ」

よけいなことをいえば、私はこの奥様が大好きです。おっとりして聡明で、御自分が聡明なことに気づいていないような人です。

トバッチリの実例

よけいな口を出すとトバッチリをくらうと申しましたが、立場上、もろにトバッチリをあびなければならない人たちもあります。関西のほうから月に一度は集まりに出て下さる、進学率の高い高校の養護の先生がおられます。最近の学校の医務室は精神的避難所の役割が増えて、養護の先生はカウンセラーのようになっているので、この女史も、精神分析の理論と実際の話が参考になるといって、遠いのに熱心に出席されます。

余談になりますが、女史のお話では、学校には相談室があり、正規のカウンセラーがちゃんといるのだが、生徒たちは相談室には入りにくいのかどうも医務室に来るほうが多いのだそうです。それなら相談室などと四角にかまえないで、医務室のなかにカウンセラーの椅子も置いたらいいのではないかと思います。相談を受ける仕事は、まず相手のあり方に柔軟に対応する姿勢があるべきです。

その少年は登校拒否をしているので、本来ならば相談室のかかわるケースなのでしょうが、少年が養護の先生にはお話をすることがあるので、父親が校長に面会を求めてきたとき、女史も校長室に呼ばれたそうです。校長室にはもちろん、担任の教師もおり、父親は優秀なわが子が登校拒否をするのは、まったく担任の教師の責任であるといって、先生方を責めていました。

父親の言いぶんでは、自分はよく心理学や教育学の本も読み、子供の教育には十分に留意しているので、子供が悪くなるはずはない。たとえば、家族の会話なども大切にして、皆でテレビを見て話し合ったりもする。仕事にも熱心な父親である。そんなにしているのに、子供が学校に行かないのは、ひとえに担任の落度である。というわけです。

気分がわるいといってときどき医務室に逃げこむ少年から女史が聞いているところでは、たとえば家族の会話を大切にしなければならんという父親の信念から、父親の好みのテレビを一緒に見させられて、父親の一方的な感想や意見をきかされるだけだというのです。

しかし、とにかく父親にすれば、大いに勉強もし、努力もしているつもりです。本を読む、話を聞くといっても、自分の都合のいいような理解をする傾向は一般にあるでしょうが、一歳系の人にはとくにそれが強くあるように思われます。パラノイア気質がホントニ病気の人の場合はそこに歪曲、ときには捏造が追加されます。

よくあることですが、だれかの意見にあえて反対しないでいるだけで、あの人も自分と同じ考えだとよそでいわれて、びっくりすることがあります。それどころか、ときにはその人のいったことをまるまるこっちの言葉として伝えられたりして、大変迷惑することすらあります。強烈一歳人に対しては、そういうところをとくに気をつけて、事柄によっては相手の機嫌をそこねてもいいという覚悟で、はっきり反対しておかないと、後でひどい目にあうことがあります。

この父親の一方的な思いこみの激しさには、母親は早々にあきらめきってしまっていたらしく、少年は自分の両親を「キチガイオヤジに白痴お母さん」といっていたそうです。

校長室の父親は、自分の息子がどんなに優秀でよく教育されているかをのべ、学校に行かなくなったのはひとえに担任教師のやり方が悪いからであると主張し、こまごまと教師の不手際を並べ立てました。それも、あるときは息子が休んでいるのに迎えにも来ないと責め、あるときは教師が迎えに来たから息子が出かけようとしていた出ばなをくじいたと非難し、きいている第三者には、まるで筋の通らないことを断乎たる自信をもってとうとうと弁じたあげく、担任と校長が謝罪しないなら学校を告訴するといい、女史のことも、そばで談話の筆記などして生意気だから一緒に告訴するといったそうです。

学校側も訴えられるのを避ける気持ちはないが、その言いぶんにいちいち説明していると、やはり自分のほうが不利なのは感じるのか、今度は学校側が自分の子供をいつ切ってくれるのかと、肩怒らせて来ます。切るつもりはないと返事をすると、切るといったではないかと文句をいう。学校には二度と足を向けないとたんかを切って帰っても、また来るという具合にすったもんだしているうちに、大学生だった長女も通学しなくなったのだそうです。

大学の先生の講義が拙劣であるから、生徒が学問への興味を失うので通学しなくなる。したがって、そういう先生を置いている大学も訴えるということになって、高校のほうの攻撃は下火になりました。

こういう人にかかわるのが、本当に大変なことだというお話です。逃れられない立場の方々は、まったくお気の毒としかいいようがありません。私の集まりには保健婦さんなどもみえますが、明らかに強烈一歳人の心気症と思われるケースにからまれたり、ときには自分の配偶者がどうもおかしいから精神科につなげてもらいたいという申し出につき合ってみると、申し出た本人のほうがおかしいことなどもあるということです。

家族内暴力について

このケースはその後、女史の助言と誠実な対応に支えられた母親がしだいに変化し、自分が夫のいいなりの母親であるという子供の印象を少しでも修正しようとする努力があって、長女のほうが先に通学をはじめました。そのため、大学を訴えるという気勢をそがれた父親は、妻の変化につれて息子が自分を攻撃しはじめたことにたじろいだようです。

娘のほうは息子より活発で、成長してからは理論的に父親をやりこめて、親でもない子でもない出て行けとか、死ねとかやられることもあっただけに、回復も早かったのだろうと思われます。その点、息子のほうはおとなしい良い子であったぶんだけ抑圧も強く、いったん反抗がはじまると、姉のようにはゆかず、長びいているようですが、包丁などを持ち出したこともあり、母親の電話でそれをきいた女史が、絶対に刺されないから逃げたりしないようにと、忠告されたこともあったということです。

話がそれますが、家庭内暴力などでは、親は絶対に逃げてはいけないというのが、私の持論です。子供が親に暴力をふるうのは、一般の常識的意見のように、社会が悪い、日教組が悪い、などという表層的なことではなく、子供の無意識の深いところに大量の憎悪が渦巻いているためと私は考えております。その憎悪は、ほかでもない、今ここで暴力にさらされている親が、その子の生まれてからの長い年月をかけて子供に植えつけたものです。

親たちはそのようなことをいわれても、身におぼえのないことだと反発するでしょう。もちろん、あからさまに何をしたということではありませんが、前記の父親のような一方的やり方で子供を迫害している親は少なくありません。いわゆる教育ママたちのやり方は、子供のためなのだという大義名分があるので――じつは自分の虚栄心や勝気のためなのでしょうが――この例の父親に負けず劣らずの、えげつない圧迫を子供に加えています。

ここに去年の新聞の切り抜きがありますが、「オムツ付けた子に分刻み時間割りも」という見出しで、一歳児の幼児教室を紹介しています。週一回一時間の授業とはいえ、そして幼児の興味をひくように計画されているとはいえ、一歳児に英才教育をほどこすことを考える母親の気持ちが恐ろしいと思います。教室側にはそれなりの理論もあるのでしょうが、一歳の子供を他と比較して、少しでも他より優れた子供にしようとするその母親の性格が問題であり、このすさまじい勝気は強いパラノイア気質であると考えます。

自分の産んだ子供なのですから、どんな凸坊主でもかわいくて、あたたかく胸に抱いて目を見合わせ、にっこり笑うことの幸せを解する母親なら、たとえ英才にならないでも、心の健康な子供が育つでしょう。

親の勝手気ままで子供をしごくことが、子供への暴力であると私は考えております。その子供が無意識に大量の憎悪を蓄え、心に受けた暴力を腕力でお返しするときがくるのは、当然の帰結といえます。学校や友人に向けてそれが出るのは、表面的な理由はともかく、この無意識内の憎悪の横流れといえます。

そういう暴力に対して逃れるということは、ますます子供をいら立たせる結果になるばかりです。このケースの場合、元兇は父親であっても、父親のいいなりで子供をかばうことをしなかった母親も、子供からみれば父親の共犯者です。加害者が悔い改めて罪のむくいを受けることが被害者の心をなだめるのですから、逃げるべきではないのです。逃げると、子供は、やはりお母さんは自分の身ばかり大事なんだ、ぼくのことなんか思っていないのだと失望し、淋しさと悲しさでますます荒れ狂うことになります。

不思議なことに、贖罪のつもりで暴力に甘んずる覚悟でいると、けがをするところまでゆかないものなのです。といっても演技ではだめでしょう。心からお前には申しわけないことであったという気持ちでなければなりません。逃げたり、とりしずめようとしたり、叱ったりすると、けがですまず、殺人沙汰にまでエスカレートしたりします。

このケースも、女史の助言にお母さんが従っていますと、包丁など持たなくなりました。

一歳人のからみについて

この父親は、息子が攻撃的になってくると、だんだん威勢が悪くなって、一度子供が肩を押してよろめいた時は、あわててパトカーを呼びました。もちろん、母親がパトカーの人にあやまって帰ってもらいましたが、息子を遠まきにしているふうで、精神病院に入れろとか、子供はアテにならんから定年になったらお前と二人で温泉で暮らそうとか、奥さんにいっているとか。奥さんのほうは、息子が一人立ちしたら離婚して自活するつもりだという話でした。

この父親の強さは、まったく一歳児の強さだったといえましょう。独りよがりで客観性がないからこそ、大威張りで自己主張ができます。しかし、その大威張りが通らないとなると、パトカーに助けを求めたり、妻にしがみついたりする弱さをさらけ出してしまいます。つまり、一歳児はききわける力がないだけに、ある意味では非常に強いといえます。それがそのまま大人になって、人のことなど考えない強さに才能が加われば、鬼に金棒、どえらい出世も夢ではありません。事実、社会的に出世をしている偉い人の言動に、かなり強いパラノイア気質をみることは多々あります。立身出世をする子供を望むなら、一歳の固着を強く育てるのも一方法かもしれません。

とはいえ、もしその子供に天賦の才がなかったら、みじめなことになります。当人にとっても、周囲にとっても、地獄になるのは明らかですから、本当に人間としての幸せを子供の上にのぞむなら、あまり恣意的なことはつつしむべきです。

フロイトは幼時の体験を重視するものの、持って生まれた素質を否定するつもりはないといっています。素質とは具体的にはどんなものを指すのか、じつは私にはよくわかりません。生まれつき神経質な子で泣いてばかりいたなどといっても、それは素質ではなく、胎内の状況や出産時の体験によるものかもしれません。

素質ということをごく狭い意味でいえば、その人の肉体的条件だろうかと考えます。頭がいいとか悪いとか、体格がいいとか悪いとかが、素質かと思うのです。もちろん、その後の育て方で、知能も身体も、良く育てることも悪く育てることもできましょう。しかし、やはり持って生まれたものに、ある程度の制約を受けることは避けられません。

その意味での素質が抜群であれば、つまり人並みすぐれた知能、才能、または美貌などが、パラノイア気質と結びつけばすごいことになる可能性があります。逆にいえば、抜群の素質に恵まれない一歳人は、とてもみじめなことになります。それは、一歳人が喝采症候群であることを思い出していただければ、おわかりいただけると思います。

喝采を得ることのできない喝采症候群の苦悩は、そうでない人にはわからないでしょう。もしかしたら、当人にもあまりよくわかっていないのかもしれません。得ることのできない喝采の代理に、彼らは人にからむのではないかとも考えられます。

もちろん一歳児は一人でいることができません。良く育った、養育者を十分に信頼している一歳児なら、一人で置かれても機嫌よく一人遊びをしているかもしれませんが、それは養育者が自分をすててゆくはずがないという信頼感で安心しているからで、そういう子供でも、一人置かれる時間が予想よりも長くなれば泣き出すでしょう。

一人でいられない一歳児が養育者にまつわるように、一歳人は誰かにまつわります。本当に優しくしてくれる相手ならきりもなくまつわり、そうでなければしつっこくからむことになります。一歳人のからみには、そういう二つの意味があると私は考えます。

前記の父親もその点をきいてみると、地方公務員で係長とのことですが、それも〝平〟のころには上司にからんでばかりいるので、年齢的なこともあって、部下をもたせたら多少よくなるかという思惑で係長にしたということです。しかし、部下を持たせてみると、部下のすることに全部イチャモンをつけるので、職場ではまったく不適応のため、孤立的存在になっているということでした。長年のつき合いで彼の特質をよく知っている職場の同僚が相手にならないので、たまたま息子の登校拒否をきっかけに学校にからみ出したわけですが、いやおうなく関係させられた方々は、運が悪かったというほかはありません。女史の苦心で、母親と子供たちは救われつつありますが、やがて妻にも去られた後の彼はどうなるのでしょう。

妻と二人で暮らすという彼の老後の夢は、妻には妻なりの考えも感情もあることをまったく考慮しない例の性癖で勝手にきめこんでいるのですから、その時になって、泣きをみるのも身から出た錆のようなもので、同情の余地はありません。しかし、母を自分一人のもので、自分とは切りはなせないものであるという彼の幼児的願望を、妻に投影して最後のよりどころにしているのではないかと考えますと、何だかかわいそうになります。おそらく彼の実の母は、幼い彼のせつない願望を満たしてやらない、すげない母だったのではないかと思われるからです。

喝采症候群の飢渇症状

パラノイア気質の強い人に才能が伴わない場合は悲劇であると先に述べましたが、そういう悲劇的な男性と一年ぐらいつき合ったことがあります。とりあえず彼をT氏と呼ぶことにします。

はじめT氏の手紙を受けとったとき、これは面倒そうだなあと悪い予感がしました。電話のやりとりがあり、とうとう会うことになりましたが、話してみると、やっぱり強烈なパラノイア気質です。主訴は音恐怖症だといっていますが、問題は基本的な性格であって、本当の音恐怖症とは違うのではないかと思われました。

それまでに分析した経験のある音恐怖症では、治ってみると音の感じ方が何フォーンも低くなったと喜んでいるのをみて、なるほど、ふつうの人より音が強く感じられていたのだなとわかりました。それは、転換ヒステリーの人が胃が悪くもないのに吐き気に悩まされたりするのと同様の状態で、その事実はなくても当人は鋭く苦痛を感じているのです。そういう場合は、自由連想法できれいに症状をとることができます。

しかし、T氏の音恐怖というのは、他人のたてた音が自分へのいやがらせに聞こえ、自分からもやり返すと、むこうはもっと強い音で応酬してくるので、音地獄になっしまうということでした。音そのものが苦痛なほど強く響くのでなく、音のたて合いに疲れてしまうということのようです。たとえば、自宅にいると父親がたてるドアのバタンという音が、自分へのあてつけに聞こえる。こっちもしゃくにさわってやり返すと、父親がもっと激しくドアを叩きつける。自分もやり返しているうちに、恐怖心でいっぱいになってしまう。とても家にいられないから、家を出てマンションに移ると、そこでも上下左右の家の音が自分への嫌がらせと思えてならないので、敗けてはなるものかとまた音戦争に突入する、というわけです。

これは本当の音恐怖症でなく、からみからくる被害妄想によるもので、引き受けたら十年はかかるだろうし、その十年に起こるさまざまな面倒ごとを考えると、とても引き受ける気になれません。すでにいくつかの病院をまわり、通院したこともあるときいては、ますますお引き取り願う気持ちが強くなり、

「私はどうもあまり自信がありませんから、T大学のD先生にお願いしてさしあげましょうか」

といってみました。強烈一歳人は自尊心が強いので、一流中の一流、第一級の先生のお名前を出せば、喜んでとびつくかと思ったのです。ところがT氏は、

「Dなんかだめだ。あそこはもう十回も通ったんだ」

と威張っています。私は、えっ？　と驚いてきき返しました。

「十回でやめちゃったんですか。もったいないことしましたね」

「もったいないだって？　あんなヤツ。ぼくのことを芥川賞はとれないといったんだ」

「まあ、あなたは芥川賞とるつもりなんですか。そりゃあ私だってとても無理だっていいますよ。あなたがくれた手紙なんか、主語が抜けていて、何だかよくわかんないとこなんかありましたっけ。まあ、そういっちゃ失礼ですが、文章もあまりうまくないじゃん」

と私はづけづけ言ってみました。彼が怒って帰るならありがたいくらいの気持ちでしたが、彼は何を考えているのか、フンと鼻先で笑っただけです。

「それじゃK大のO先生にお頼みしてみましょう」

「K大なんか、とっくに行った。ぼくの出身校じゃないか。若い助手に心理テストなんかさせて、Oは出てこないのだ。失礼じゃないか」といっています。

結局、私の思いつくぐらいのところはもうまわった後で、引き受けないことには腰をあげそうもないので、私ははっきりいってみました。

「あなたはパラノイアで、パラノイアというのは精神病なんですよ。だから、自由連想の対象じゃないのね。だから私のとこではだめです」

「でも音恐怖は恐怖症でしょう。それならパラノイアはいいから、音恐怖症は治せるはずじゃないですか」

「あなたのは恐怖症というより、カラミ病の被害妄想ですからね」

「そんなこといわないで、自由連想法をして下さい。ぼくは木田さんの本を読んで時間を十分に使うと書いてあったから、どうしても木田さんの分析を受けたいんだ。医者はどんなに金を払っても、五十分以上の時間はとってくれない。木田さんは一回の面接に最低一時間半は使うと書いてるじゃないか。ぼくはどうしても木田さんの分析を受ける決心をしているんだ」

なるほどと私は感心しました。こんなに熱心に私の分析を受けたがっているのは、そのことが大きい魅力になっていたのか。たしかに一歳人のカラミ屋にとって、長時間相手をしてもらえるのは非常に魅力である、というよりは、自分が納得のゆかないうちに追い立てられることは耐えられないことでしょう。

たびたび書きますように、私は自分が医者でないというひけ目があり、ただのおばさん――今はおばあさん――が他人の人生にかかわるのだから懇切丁寧でなければ申しわけない、と思うことと、フロイトが毎日やっていることを週に一回か二回で片づけようというのだから、時間を長く使うことで回数の不足を補おうという考えから、連想の終わった後の会話を大切にしてきました。そのことをただ、時間の長さということだけでT氏にいわれるとへんな気持ちがしますものの、何となくわかる気もしました。

芥川賞をとるのが当然だと思いこむほどの一歳的誇大妄想と喝采への希求は、絶えず人にチヤホヤされていなければならないということでもあります。不幸にして彼は、人の注目をあびるだけの才もなければ、人をひきつける人間的魅力もありません。

T氏は名門校の大学を出たという誇りが唯一の支えのようですが、付属の小学校からずっと家庭教師つきで何とか卒業にこぎつけたものの、学友からみて知力はかなり劣るのではないかと思われます。親しい友人や楽しい仲間もあまりなさそうなのは、性格のせいか能力のせいか、それはやはり性格のせいでしょう。友達としては能力など低くてもかまわないのに、ひがんでうじうじされてもいやになりましょうが、T氏のようにそれを認めようとせず、ヘンに高慢にかまえられては、いっそうつき合いづらいことでしょう。

それはともかく、喝采症候群がまったく喝采されなければ、自分からからむほかに生きようがないだろうことは、容易に想像できるのではないでしょうか。満たされないいらだちを、自分ではどうしてそうなるのか理解できず、ただからむよりほかにどうしようもないのなら、憎々しい態度の奥にひどく頼りない哀しいものが見えるような気もします。話しているうちに何だか気の毒になり、そうなると別の思案も浮かんできたので、とにかく音恐怖症だけは何とかしてみようと引き受けてしまいました。

家の影響、母の影響

この一年間のT氏と私のやりとりの記録は、関係ない気楽な第三者が読めば、ちょっとした面白い読物になるかもしれません。私の考えた治療法というのは、T氏のたっての望みで自由連想法はするものの、連想の後でづけづけとものをいってT氏と喧嘩をしてみようというもので、こんなことは後にも先にもT氏だけです。

T氏が人のたてる物音を、自分への嫌がらせと思うのは、嫌がらせでもいいからかまってもらいたいのでしょうから、せいぜいかまってあげましょうというわけです。

T氏の父親は学者というべき人で、公務員ですが学者的ポストにいます。家には昔からのかなり豊かな資産があり、家族には一種の家格的プライドがあるようです。そのため、一人息子のT氏には期待というよりは、並みの人間と同じであってはならないという要求があったと思われます。

はじめに登場してもらったI氏は、忙しい商家の主婦である母にふりむいてもらいたいために一生懸命の喝采症候群で、目的を達するだけの能力があったのは当人にとっての幸せでした。大学までは一流コースを自力でこなしてきたのですから、それがなかったら、もっとひどい状態になっていたでしょう。せっかく就職した一流企業をやめてしまったのは、明らかに喝采症候群のせいですが、腰かけアルバイトのつもりだった塾の教師としては、生徒たちに喝采を拍し、それが救いになっています。とはいえ、彼が勉強のためと称して分析を受けていることは、解決しなければならない何かがあるには違いないのです。

T氏の場合は生まれながらの王子様で、過保護・過干渉とともに、王子様らしい非凡さがあるべきだという観念のなかに育ちました。彼の一歳は、喝采に包まれていたのです。一歳児に共通の愛くるしさも、彼だけ特別にそなわったもののようにもてはやされ、一歳児のわがままも傍若無人も、人並みすぐれた利発として喝采されました。なのに彼の素質は、ごく平凡な平均的なものだったのです。

いつも思うことですが、T氏の場合ほどでなくても、家系に対するプライドの強い家には、問題の子供が育ちやすいようです。問題の現われ方は千差万別でも、根本のところに共通するのは、愛情不足といえます。プライド家族の愛は、その存在にむけられるのでなく、プライド条件を満たすことにむけられるので、子供たちはそれが本当の愛でないことを深いところで知っているのです。

そういう家ではほとんどの母親が家の被害者ではあるのですが、子供が密接にかかわるのは母親ですから、母親のあり方に強く影響されます。前述の養護教員のケースでも、あのひどい父親はかまわずに、女史がもっぱら母親の支えになったことで、子供たちは立ち直りました。T氏のお母様には会っていませんが、自信と思いこみの強い、支配的な人であろうかと推察しています。

T氏は大学を出てから、二回ほど就職先をかえています。つまり、三つの会社に入社したわけですが、どの会社も自分の真価を認めることのできない無能な連中が経営しているので、自分のほうから会社をクビにしてやったのだそうです。その後、芥川賞をとることが自分に最もふさわしいと考え、創作に専念するようになったという話です。そうこうしているうちに、音恐怖症が強くなり、あれこれ治療を求め歩き、前述したように面接時間が長いということにひかれて、私のところに来ました。

三十歳を過ぎるまで、そのような状態でいる息子のことを母親がどう考えているのかはわかりませんが、T氏を引き受けて間もなく、小さな速達小包が送られてきました。その小包のなかに非常な達筆で、息子をよろしく頼むという手紙が入っていましたが、出てきたのは手編みレースの三角ショールでした。手紙には、このショールは自分が編んだものだとあります。

このことから私は、T氏母堂を自信と思いこみが強いと判断しました。自分の考えを人に押しつけることは自信が強くなければできないことですが、今までの経験では、身につけるものを下さる方は例外なく自信の強い人でした。自分の選んだものを、とくに自分の手づくりのものを人に着せようという行為は、支配的であるともいえます。それも、よくよく親しいつき合いをして相手の好みも熟知しているならともかく、T氏母堂には一面識もないのですから、とくにそれらの傾向が強いと考えてもいいでしょう。こういう相手の好みを無視する性癖の母親は、子供を育てるのに一方的思いこみで扱いますから、一歳児はすでに母への思慕の裏側に憎悪をたたみ込みます。T氏の一歳時代は、おそらくしつけを無視した喝采と、しつけとは無縁の強制とのなかで、強い愛憎相反性を植えつけられたのでしょう。

世間一般の常識からすれば、手造りのものを人に贈るのは、相手への愛をこめた暖かい行為といえましょう。しかし、分析屋はへそ曲りで、常識というものにはかなり嘘が多いと思っています。時と場合でいろいろでしょうが、私はこの母親の編物にも喝采症候群を感じたのです。見て、見て、私はこんなに上手でしょう。そしてこんなに心が暖かいのよ。——私は不機嫌になり、いたみやすい生物でもないのに、速達小包で送りつけたことまで、この母親の一方的な押しつけがましい性格の現われのような気がしたことでした。

このショールに私は礼状も出さず、知らん顔をしていましたが、次にお中元の季節になって、T

氏の家から届け物があった後、T氏は連想のなかで、

「お中元は届いたのかなあ。何もいわないなあ。○○先生は奥さんがちゃんと礼状をよこしたがなあ。××先生は自分で電話をかけてきたがなあ」

といっていました。連想の後で、

「お中元はちゃんと頂きましたよ。お母様によろしくおっしゃって下さい」

というと、

「それだけですか。ふつうはもっと何とかいうもんだがなあ。こんな愛想けのない先生ははじめてだ」

と怒っていました。まさに物で服従させようとする無意識の言葉といえましょう。

責任をとらないやり方

T氏とのやりとりは読物になるかもしれないと先に書きましたが、とくに印象の強かったことがあります。一歳児は何をするにも人手を借りるので、とかく自分の思うことを人にさせようとする傾向が、一歳人にもあります。何事も人手を借りるということは、うまくゆかなければ手を借した人の責任だといえますから、一歳人には責任を回避して人に押しつける傾向があります。ある日、T氏は連想が終わりに近づいたときに、

「便意をもよおしたなあ」といいました。

私が黙っていますと、三回ほどそれをくり返していましたが、

「こんなに便意をもよおしたといっているのに、トイレを使えといわないのは、きっと安アパートだからトイレがないいんだな。共同トイレで、人に教えたくないいんだろう」

といいます。

「トイレはありますよ。ただ場所がちょっと悪くて、リビングルームのむこうにありますから、家の者がいるとおいやかもしれませんけど、どなたでもご用があればお使いになってかまいませんのよ。でもどなたでも、トイレを使わして下さいとそちらからおっしゃいます。あなたは便意をもよおしたとはいっても、トイレを使わしてくれとはおっしゃらないでしょう」

「便意をもよおしたということは、トイレに行きたいということぐらいわからないのか」

「わからないわけじゃありませんけどね。そういう謎をかけて相手から申し出るようにさせるやり方が、私は嫌いなんですよ。自分の希望なのに、相手にいわせて相手の意志にすり変えちゃうのが、パラノイア気質の人のいやなとこなのよね」

「ふん、そうか、ふん」

「そして後で、おれが頼んだんじゃない。お前がそうしろっていったんだって、責任を人にかぶせちゃうのよね」

「フン、マア、そういえばそうだな」

　と便意のせいかいつもより素直で、

「そうだなあ。大学のころもそういや、ノートが借りたくても借してくれっていったことないなあ。だれかノートを借さないかなあ、ノートなくて困ったなあ、っていってれば、だれかが借してくれるんだ。でも、こっちからだれかに頼んだわけじゃないから、礼をいうこともないんだよな」

「それが悪いくせなのよ。私んとこではちゃんとトイレを借して下さいっていわなければ、お使いなさいなんていわないからね」

「フン。こっちから借して下さいなんて、そんなバカクサイことがいえるか」

「いえないんなら、がまんして駅まで走って行ったらいいでしょ。駅より丸井のほうが近いから、丸井に行ったら」

「そうか。しょうがないな。じゃ丸井に行くか。だけどまだ一時間半になってないから損しちゃうな。よし、この次に今日の時間の不足は埋め合わせてもらうからな」

　そんなセコイことをいって、そそくさと引きあげて行きました。この人にとって人とかかわれる時間がどんなに大切なのかを、改めて思わせられたことでした。

　T氏流の責任回避を一歳人は無意識的にやる傾向があり、一般にそういうやり方の真相について認識がないので、うっかりのせられてしまいます。人に相談をするとき、自分のなかにこうしたいという考えがすでにあって、相手が自分の考えと違う提案をすれば結局いうことをきかず、自分と同じ意見を出す人を探します。それなら何も相談することはないのですが、あえて人に相談して自分の思う回答を人の口から引き出すところに、責任をとりたくない気持ちがみえます。

相手の気持ちに鋭敏な人は、つい相手の要求を先取りして行動しますので、一歳人にとりつかれやすいといえます。いうまでもなく、一歳人のほうも無意識ですから、計算した悪意的な意図があると考えては気の毒ですが、T氏のように、半ば意図的な人もいるのは事実です。ただし、この場合も当人は悪いことをしているという認識はなく、当然のことと思っているので、察しの悪い人間は嫌いで、察しのいい人には親密になります。

一歳人に喰われる人

こういう一歳人にとりつかれやすい人は、受身で人に合わせる性格なので自己主張が少なく、そのほとんどが0歳人です。ところが、積極的に自分を出さない0歳人にも、蕊のところに固いものがあって、意外に頑固な面が顔を出すことがあります。今までリモコンで相手を思うように動かしていた一歳人が、そういう意外な抵抗にあうと、今まで受けたサービスはみんなどこかに行ってしまって、裏切られたと恨みだけが残ります。

いわば感謝がないということになりましょうが、たびたびいうように、一歳の子供のあり方が、そのまま大人になっている姿として見ていただければわかりやすいことなのです。そしてまた、たびたびいうように、強烈な一歳人は、0歳人や二歳人なら分裂病とか躁うつ病と診断されて入院している程度に病気でも、正常人とみられている場合が多いことも一応お含みおき下さい。

一歳人と0歳人が親密にしているときに、0歳人が喰われっぱなしになるのは、病的度の差によることも考慮すべきでしょう。正常の0歳人は積極性はなくても、要求に応じてサービスをいとわないところがあり、口愛後期のロサジズムの一歳人には喰われやすいのです。しかし、入院するほどの分裂病なら、さすがの一歳人も喰うことはむつかしいでしょう。

分裂気質は、けっしてクレッチマーのいうような鈍感な性質ではなく、かなり鋭敏な感受性をもっていて、ノーマルな状態であれば、一歳人の謎をよく解くためにとりつかれるようなことがありますが、病的度合いが強くなればシャッターを降ろすので、いわゆる痴呆といわれるほどに、外見は鈍く見えるのだと私は思います。この傾向の強い0歳人たちにじっくりつき合ってみると、ぼんやりみえても、内面には鋭く感じているのがわかります。ただあまり防衛がきついと、当人は鋭く感じるたびごとに急いで抑圧するので、当人にも感じていることがよくわからない時もあるようです。防衛が働くのは、感じすぎることが危険であるからでしょう。

きれいで、知性が高くて、ぼんやり病の夫人の分析をしたときのことです。彼女は幼い時からやり手の姉の子分で、大変そのお姉さんを尊敬していました。いろいろ話を聞いていると、私にはこの美しい聡明な妹に姉が嫉妬していて、何かにつけて劣等感を植えつけるようなことをしたのだろうと思われるのですが、当人は姉に恩義を受けたとばかり思い込んでいます。

もともとこの人は0歳人で、乳児の問題が出るあたりでは、盛んに涙が湧き出たり、口内炎が出たりしました。泣いてもだれも来てくれないとか、授乳の状況が悪かったとか、0歳時代が非常に悪いのでないかと私がいいますと、自分が生まれたころ、地方の旧家の家督相続をした父が、実弟の不始末のために戦前のお金で何千円も弁償しなければならない事件が起こり、父母ともに赤ん坊どころでない状態であったから、たぶん、放っておかれたのでないかということでした。

そういう乳児期につくられた性格のため、あきらめがいいのと、感じないほうが無事だという防衛が働きやすいのとで、複雑な家族構成の婚家でも穏やかに無事に過ごしてはきたものの、大事な息子が思春期からグレてしまったのでした。

非行は神経症であるという私の考えから、息子さんの分析をしたので息子の非行はおさまりましたが、

「母は頭がいいくせにポカーンとなるので、あの病気が気味わるいんです」

という息子の希望もあって、分析をしたら少しはっきりするかもしれないと、自由連想法をはじめたのでした。

乳児期まで退行してから折返してきて、姉との関係が問題になるあたりで、彼女は次のような話

をしました。
「私は人から強く押されると何が何だかわからなくなって、すべて自分が間違っている感じになってしまうのだと、このごろ少しわかってきました。その調子で五十年近くも暮らしてきたのでしょうか。この前すぐ上の姉から電話がきまして、兄の家がいろいろ手入れをすることになったので、自分のところもやろうと思うのだが、一番上の姉のところではお金がないからしないというので、棟つづきだし困ってしまうというのです」

東京に出て来ているのはこの夫人と弟だけで、兄と、上の姉夫婦に独身の下の姉が、昔からの広い屋敷内に住んでいるのです。兄の家は母家で、別棟にお姉さんたちの住居があるのでしょう。
「電話で上の姉のところのことをいろいろ悪くいいまして、今日も会社に行って仕事も手につかないし、メチャクチャだとワーワーいいます。仕方がないじゃありませんかというと、気に入らない様子でした。それで、お台所でお湯がフーフー湧いているものですから、ちょっと待ってネと、ガスを消してきましたら、それが気に入らなくて、もういいわよと切ってしまいました。

お姉さんてこんな人だったんだなあって、急に姉の姿が見えたような気がしたのです。私は今まで全然、姉の勢いにまきこまれていたのかと改めて驚くような気持ちでした。姉もあんなに強烈で、人中で生きてくのは大変だろうなあって、気の毒な気がしたのです。そういえば姉が一度、出向の形で今の職場から出されそうになったことがあって、本社が東京なんですが、パッと本社の労組に電話して、そんなことができないように根回ししてしまったことがあるのです。会社の上司の方が、頭がよいから困るとおっしゃったとかいうことがあったのです。

姉が、こんな強烈な人だってはじめて気がついたら、二日後に夢をみました。私が一生懸命に何かしているそばに姉がいて、私のすることにいちいちダメネーソージャナイノヨといっている夢です。その夢のなかで私は、小さい時からこうだったなあって思っているのです。姉が大きな目でじっと見ているのが、監視カメラになっちゃうんです。

目がさめて、つくづくわかったと思いました。母は私を姉にゆだねて、安心しきって弟にかかり切っていたんです。姉はいつも監視カメラの目で私を見ていて私を束縛していたのに、そのことは父も母も、だれもわかってくれない。父などは私の前からかき消えてどこかに行ってしまい、母は弟にかまけていました。私、本当に大変だったんだなあって、つくづくわかった気がします」

その連想の後で、私が申しました。

「あなたはお姉様のふろくにされて、ボンヤリの病気をひどくしたのですね」

「あの姉につけられていたら、ボンヤリしなければやってゆけませんでしたのね。姉はいつか、ポロッと、いつも私にまずさせてみてテストケースに使っていたといったことがあります。そんなこといわれても、私はひどいことだってわからなかったみたいです」

「つまり、あなたはお姉様がテストに使うだけの、いわれたことをやってのける能力はちゃんとおありになったのね」

「やってのけたのかしら。いつもけなされて、バカとかチョンとかいわれてました」

「そういわれて、自分はバカチョンだと思いこんでしまわれたのですね」

「本当にバカだったと思いますけど。何だか私は、あの強烈な姉を一手に引き受けさせられていたのだと思うんです。あの強烈なエネルギーを私に向けさせることで、父母も、兄や姉たちも、助かっていたんじゃないかしら。みんな無意識にそうしたのだと思います」

ボンヤリ病と三代目

「そういうすごい人と一緒にいると、判断力がだんだんなくなるんですよね」

「何でも姉の目でものを見ていたと思います。でも私は姉と正反対の性質で、感覚もまったく違うのです。姉は何でもパッパと片づけるし、私は何をするにもモタモタしています。姉はそのたびに私のことを嘲いますから、姉と違いすぎる私は自分のすることや感じることみんな間違ってると思ってしまって、いちいち人にこれでいいのか聞かずにいられません。姉がいつも指令を出して、私はそれを受信しながら生きてきましたから、私は何も自分でできなくなってしまったんです。

でも、結婚したら頭痛が治ったんですよ。実家にいた間、ひどい頭痛持ちだったんです。すごく姉に圧迫されていたんでしょうね」

「お姉様は五人きょうだいのちょうどまん中で、頑張らなくちゃ忘れられてしまう立場だったと思いますよ」

「母はおとなしいといえばおとなしいのですが、判断力のない人で、何でも祖母が指図していました。祖母はやっぱり強烈な人で、祖母と母の関係は姉と私の関係と似ています。その祖母が姉の離乳のとき、母のお乳に唐辛子をつけさせたという話があります。兄の上の子がなかなかオッパイをはなれないときにも、祖母と母が一緒になって義理の姉に唐辛子をつけるように迫っていたのは私も知っていますから、姉もオッパイを離さなかったのでしょうね」

「お姉様の強烈さには、後期ロサジズムの固着があるのでしょうね」

「それに姉は、自分が損ばかりしていたという気持ちが強いのです。女の三人姉妹ですから、何か品物をえらぶときに、一番小さいからと、私が赤い色のをもらうようになるのです。姉は今でもそのことをいって、自分はいつも空色か何かで、私は赤にあこがれていたのよと私を責めるのです。年上だって赤いのがほしいわよ、とにらまれても、そんな小さいときのことで責められてもどうしようもありません」

「お姉様は責めているつもりでなくても、そんなふうにきこえるような強い口調の方なのかもしれませんね」

「そう思います。姉の口調はいつも責めているようだったり、ねたんでいるように聞こえます。私がたまに何かよくできると、ほめ言葉がネタミの言葉になるんです。私は別に大学には行きたいとも思わなかったのですが、姉が高校を出てすぐ勤めましたから、自分のかわりに大学に行くようにって、いい出したらきかなくてはいけないものですから、大学に入ったんです。私、大学に入ったときも卒業したときも、何だかへんな感じで、姉に申しわけないような、大学のことみんなかなぐり捨てたいような、何ともいえない感じでした。それは、ひとつは、私が大学を出ても、それを役立たせるようなことは何もしないで結婚してしまったからだと思います。私はほんとうは大学をやめたほうがよかったのかもしれませんが、私は優柔不断だから、ずるずるべったりに卒業してしまいました。結婚だって私がしていて姉がしていないので、やっぱりへんな感じです。結婚のほうは姉が命令したわけではないのですが、姉はとても賛成してくれました。なのに、姉は私に妬ましい、許せない、という感情をときどきパッとむき出しにしてくることがあります」

「お姉様は美人で頭もよくて、どうして結婚されないのですか。あまり強烈でお相手に逃げられてしまうのかしら」

「それもあると思います。でも姉は上の姉も兄も、からだが弱くて大学に行かなかったので自分もあきらめたのですが、あきらめきれないくやしい気持ちで、必死に働いてお金をためるほうに熱中していました。自分のあきらめたことを、自分の力で私にさせたのでしょう。あの当時のお金で、入学金や上京の費用や全部で、八十万も姉は出したのです。でも、自分でそうしておいて、私の大学のことや結婚のことで腹が立つらしい気配が、漫画に描いた馬の鼻息みたいに、目に見えるような気がすることがあります。そういうとき、私は自分の大学出を足で踏みつぶしたくなるんです。でもお金のほうはその後、家をなおすとか何かあるたびに送るようにして、八十万の四倍ぐらいは返したのです。でも姉は、そんな金額の問題とは思っておりません。私があなたにしてあげたことは、こんなことで帳消しになるようなことではないのよ、と、そんな意味のことをいわれたこともあります。時間はとりもどせないとつくづく思います。

今まで自分でもはっきりわかっていなかったのですが、姉が家を修繕するとかいってくるたびに、まとまったお金を送っていたのも、姉の世話になった、姉に負担をかけたということから、どうかして逃れたいということだったのかもしれません。意識では姉を尊敬して感謝していたのですが、無意識では物心ついてからずっと、こういう姉のやり方を憎んでいたのかと気がつきました」

「もうひとつ、あなたをそんなお姉様のエネルギーの防波堤にしていらしたお母様方にも腹が立つでしょうし、お小さいときからあなたは自分のそういう感情を抑圧しておられたのだから、ボンヤリ病になるわけですね」

「姉は一生、私を家来にして自由にするつもりだったのですわ」

「それで今度のお電話でも、あなたが上のお姉様のかわりにお金をお出しになるだろうという御期待がおありだったかもしれませんね。はっきり意識してはいらっしゃらなかったかもしれないけど」

「いつもだったら私、きっとそういったと思います」

「それなのに、しかたがないとか、お湯がわいてるから待ってとか」

「ええ、姉からの電話でワーとむこうがしゃべっているときは、こっちの都合のことといい出せないのですけど、今度は何気なく、ちょっと待ってねといってしまいました。姉はとても気を悪くしてましたけど、今までのほうが私、おかしかったと思いますわ」

「それはそうですよ」

「あの子のことがなければ、こんなこと知らずに何だかおかしいままに死んで行ったんだと思うと、恐ろしい気がしますわ」

「それはそれで、何事もなければ、それでいいんじゃないですか。人間はみんないろいろへんなものをかかえて生きてるんですから」

「でも私はやっぱり特別おかしかったと思いますわ。あの子があんなになったのも、私のボンヤリ病のせいで、赤ん坊のときからじれていたのでしょうね」

「そういうことはいえますけど、あなたのボンヤリ病を助長するものが、こちらのお家にもありましたでしょう」

「でも私、結婚してから頭痛は治ったのですから」

「そうね。あなたのことはすべてお姉様が取りしきっておられたという強烈な圧迫からは解放されたので、頭痛はよくなったのでしょうが、その後だんだん別の問題を防衛しなければならなくなったから、ボンヤリ病はよくなりようがないでしょう」

この家は御主人のお母様が会長という同族会社ですが、夫人の結婚した当時、御主人は会社に関係していませんでした。結婚後に御主人の兄さんが亡くなって会社を引き受けざるをえなくなり、夫人は大統領といわれるお姑様の下で社員寮の責任を持たされたり、苦労の多い立場にいました。ボンヤリ病のおかげで波風は立たずにきたものの、息子のところにしわ寄せがきたといえます。

「あなたのお母様も地方の旧家で、何でも思うままに取りしきるお姑様がいらっしゃるし、ボンヤリ病にかかっていらしたのでしょう。そういうお母様が五人の子供を持たれて、三番目に生まれたお姉様は過剰適応のパラノイア気質にならざるをえないような一歳時代だったのでしょうね。ボンヤリ病で、お姉様や上のお子さんで手一杯のお母様を、せめてオッパイで独占していたのに、唐辛子を塗られたり、お姉様もおかわいそうでしたね。そういう大人への不信感のなかで、自分の才智が何よりの頼みで、それをよりどころに生きてこられたのでしょう。勝気で独占欲が強くて、だから妬みも憎悪も怒りも強くて、お気の毒な方だけど、そういうお姉様の御気持ちを一身に引き受けさせられたあなたも本当にお気の毒です。でも、私、いつも思うんですけど、そういう病いが本当に表にはっきり出るのが三代目なんですよね。あなたは二代目でへんだといえばへんだけど、あなたのボンヤリをだれも病気とは思わないでしょう。坊ちゃまの非行も、世間一般では非行を病気とはいわないかしれませんが、はっきり問題として出たとはいえるでしょう。その意味では、お宅は御主人のほうにも、三代目といえるものがあるんですよ。おばあ様が初代、御主人は二代目」

「はい、そのこともこのごろ少し見えるようになってきましたので、気になるのですが」

「それはあなたの分析がすっかり終わってから考えることにしましょう」

じつはこの御主人も喝采症候群で、0歳人である夫人を喰っていたといってもいい関係でした。喝采をしていれば御機嫌がよくても、夫婦というのは運命共同体ですから、喝采ばかりしていられないので、そのへんをどうするかということが、分析後の夫人のテーマになりました。

しっかりさんの問題点

さて、このしっかり姉様の話からも、一歳人の問題がいろいろ出てきます。ちょっと箇条書にして拾ってみましょう。

(イ) まず、電話の件からわかることは、相手が期待どおりの反応をしないと気に入らないということです。

(ロ) やはり電話の件から、相手への強い支配欲を感じます。要するに、相手が意のままにならないことに耐えられないということでしょう。

(ハ) やはり電話のことから、少しでも相手が自己主張すると、自分が否定されたような気がするのではないかと考えられます。だから、モーイイワヨ、と切ってしまったのでしょう。
(ニ) お金を四倍返してても認めてもらえないということでは、自分が人にしてあげたことだけ強く記憶しているという特徴がみられます。そのことは、人がしてくれたことにははなはだしく鈍感で、つまり、感謝がないということと表裏の関係にあります。
(ホ) 同じことですが、損をしたことだけが強調されて記憶に残り、得をしたことは感じないといえます。お姉様として妹より得をしたことはたくさんあるのでしょうが、そのことの記憶がまるでなく、赤いものが欲しくてももらえなかったような損の記憶だけがあるのは、これも感謝の心がないといえましょう。
(ヘ) あきらめることのできない性質で、妹に代行させてみたものの、結果として妹がうまくやることに嫉妬するというのは、執着が異常に強いのでしょう。
(ト) 執着、嫉妬が激しいのは、いわば勝気であるともいえるでしょう。
(チ) この夫人が姉の勢いにまきこまれて、自分の頭でものが考えられなくなるのは、一歳人にカリスマ的要素のあることを物語っているように思われます。
以上のことは、みな同じことの裏や表や右左の側面なのですが、そういう側面を人にみたとき、要心するに越したことはなく、しかしそれよりも、自分のなかにその側面をみるなら、気をつけて修正の努力をするべきでしょう。もっとも、いつもいうことですが、問題は量であって、多少の執着や勝気は、進歩向上の源泉でもあります。

服装まで支配する人

とはいえ、以上の傾向が強いと、周りの者はまことに迷惑します。たとえば、相手が意のままにならないと気のすまない支配欲の強い人は、人の服装まで自分の思うようにさせます。T氏のお母様が一面識もない私に、手編みのショールを下さったのもそういうことの現われだと思いますが、はからずも、五十歳の男性と二十歳の令嬢から、

「大げさないい方だとお思いでしょうけど、本当に百ぺんもいうのです」

という同じ言葉を聞いて、なるほどと思ったことがあります。

五十歳の男性は、心気症の奥様のために、日曜ごとに遠方から通って来ておられたサラリーマンです。この奥様は、医者泣かせで内科を渡り歩き、ある病院長にすすめられて私のところに来ました。私は遠方を口実におことわりしたのですが、日曜ごとに必ず自分が連れて行くからという御主人の熱心な言葉に、ことわりきれなくなりました。

院長の紹介には、身体はどこも悪くなく、まったく健康であるが、循環系、消化系のあらゆる症状を訴え、どんな検査の結果をきかせても納得せず、ついに脳の断層写真までとらされたということが書いてあり、最後に、「御病人とは思えないおしゃれをしておられます」という一文まであり

ました。

こういう医者泣かせの心気症の人は、まずパラノイア気質といってもいいでしょう。それにキンキラキンなら、間違いなくホントニ病気の喝采症候群です。キンキラキンが喝采を求めている証拠ですが、喝采への激しい飢渇はそれだけではとても満たされないので、医者や看護婦など、人の世話をするのが使命の人に、有無をいわせず心配させることになるのです。

この方にはとても優しくしながら、一歳児のしつけの塩味として、少しずつ問題を指摘するようにして、五年がかりで何とか心気症は退治しましたが、同時に、性格傾向も少しは減量したようです。その五年間、毎週日曜をつぶして通われた御主人の努力にもまったく感心しますが、それだけ御主人が苦しんでおられたともいえるでしょう。この御主人が、やはり0歳人です。

御主人は私の家の玄関まで奥様を送って来て、自由連想の間だけどこかで時間をつぶし、連想の終わったころを見はからってもどられ、夫人と一緒に解釈を聞かれます。ひとつには、この解釈が管理職の御主人にとって非常に勉強になるといわれ、それも御主人の努力の支えになったかもしれません。

そんなある日、解釈がひと通り終わったころに御主人が、「いやあ、今日は閉口しました」と話し出しました。そのころは分析もだいぶ終わりに近づき、御主人も私の尻馬に乗って少しは奥様に批判的なこともいえるようになっていたのです。

「今朝家を出ますときは、ちょうど今の季節にいいと思ったので、このジャンパーを着て出たのです。それが家内には気に入りませんで、参りますす電車の間中、それから上野について食事している間中、なんでそんなもの着て来たのかと百回も申しますので、いやもう、閉口いたしました」

「だって私がこんなにちゃんとしているのに、赤いジャンパーなんか着てくるのですもの」

卒直なところ、ベージュのズボンにえんじのジャンパーはよく合っていて、キンキラの奥様よりよほど上品に見えました。

「それにしても、百回というのがけっして大げさに申し上げているのではありませんので」

「そんなにいいませんよ。ちょっといっただけじゃありませんか。ほんとに大げさなんだから」

しかし、私の長年の経験では、この種の人はくり返しが多く、ちょっとした雑談でも、ぐるぐると三回くらいは同じところを回転する話し方をしますから、気に入らないことを責めるときなど、責められる側が百回と感じるのも無理はないというような、きりのないくどさになります。

一歳児が気に入らないことがあって泣き出すと、なかなか泣きやまないのと同じだという説明もできますし、カラミ病がからみの種をみつけると、これ幸いととびつくのだと考えてもいいかもしれません。ただ、そんなことを自分がしているという自覚がないので困ります。自覚がないからこそ、とめどもなくなるともいえます。

精神病と神経症が違うところは、どちらも傍からみておかしいのに、精神病は自分がおかしいと思わず、自分と違う考えをする相手のほうが間違っていると思い、神経症は自分のおかしさ、つまり症状をひどく苦にしていて、何とか治りたいと必死ですし、人にその面を見せないように隠そうとして苦慮します。

性格は精神病と同じ根を持っていますから、人はとかく自分の性格上の欠点や、何気なく出る言動には、無自覚になりやすいものです。とくにホトンド病気の一歳人は、その傾向が強く、例の、「自己の妄想に都合良き様の推測領解思惟あり。そのため思い違い・考え違いあるを免れず。」という症状のせいで、自分の都合の悪いことは、みんなどこかに追い払ってしまうくせがあります。それに加えて喝采症候群というのは、自分が喝采を受ける値打ちのある人間であるという妄想的確信がありますから、自分のしたことでも自分の値打ちのさがるようなことは、まったく承認することはできません。この私がまさかそんなことをするワケがないでしょう、と本気で思っているので、けっしてトボケているわけではないのです。

この御主人も0歳人で、一歳人の奥様にいいように奉仕させられているようで、いわば典型的な組み合わせです。

もう一人のお嬢さんも0歳人で、ものすごく有能でお金持ちの独身の伯母様にかわいがられています。生まれたときからこの伯母様と一緒に暮らし、伯母様の気持ちを鋭敏に受けとり、御機嫌をとり結ぶ才能があってお気に入りですが、前にも述べたように、0歳人は蕊に頑固なところがあるので、着る物だけはどうしても折り合えないところがあって、自分の納得のゆくものでないと落ちつきません。

伯母様は御自分の選んだ高価な服を着せたがるのですが、好みは正反対ほどに違います。なにしろ、喝采症候群も重症の伯母様が、その心的欲求を満たすのに十分な才能を駆使して大成功を納めているのですから、自分の思考感覚は絶対に正しいという大自信があります。その自信で迫るのですから、お嬢さんにはとても太刀打ちできません。せいぜい努力して仰せに従うようにしていて、成人式には伯母様の買って下さった何百万もするお振袖をちゃんと着てお写真もとりましたし、クリスマスだ何だとホテルのパーティに行くときは、ドレスにミンクのコートも着てゆきます。そんなときは、死んだほうがましだと思うのだそうです。魂まで伯母に売り渡した卑屈な汚れ切った自分など、死んでしまうのがいいんだとさえ思うというのです。

ある日、外でお食事をすることになって、お嬢さんは何気なく自分の好みの服装でお供しました。お嬢さんはどちらかというと、質素で目立たないものを着ていると安心する人です。着る物にはその人の性格が反映しますから、大ざっぱなことをいえば、躁うつ気質の人が派手で、分裂気質の人が地味なようです。

ところでその外食の間中、お嬢さんは伯母様に、なぜそんな粗末なものを着て来たかと責められました。つい最近買っていただいたオートクチュールの服を着なかったことが、よほどお気に召さ

ないふうで、
「お前はヘンな子だ、なぜあれを着てこないのかと、行き帰りの車の中でもお食事中も、けっして大げさでなく百回もいわれてしまいました」
とお嬢さんはこぼしていました。

一は百なり

この令嬢は、まさか気に染まない豪華な衣装をムリヤリ着せられたせいばかりではありませんが、だれのこともイヤになって、自室にとじこもることがしばしばあるために、私がお相手をすることになりました。

伯母様の御指図で、一流中の一流の先生方に診察していただきましたが、どちらでも思春期病とか、金持ちのわがまま娘の衝動的行為というようなことで、片づけられていたようです。彼女は少し詳しく自分の気持ちを話そうとすると、生意気な女の子だという顔をされるので、気持ちが萎えてしまうし、何よりもお忙しい先生のお時間をとることが申しわけなくて、気持ちがあせるとかえって感じの悪い話し方になってしまうのだといっていました。

分裂気質はとかくひがみっぽく、相手の気持ちをネガティヴに受けとりがちなので、先生方にすればそういうお気持ちはないのでしょうが、当人はそう受けとっております。幸い私のところはの

んびりしていますから、令嬢も安心して十分話すことができ、私も彼女からたくさんのことを学びました。フロイトは、

「患者の症状や病的表現は、その他一切の精神活動と同様に高度に複雑化した性格を有するものであります。この複雑化した諸要素は、結局その根抵においては、さまざまの動機、本能の働きであります」(『精神分析療法の道』古沢平作訳)

といっていますが、私は偉くないことと忙しくないことのおかげで、この令嬢ばかりでなく、いろんな方から高度に複雑化した諸要素について学ぶことができました。ただ残念ながら、学問的にまとめたり分類したりする才能がないので、こうして思い出すままにとりとめなく書き綴ることしかできません。

令嬢の複雑化した諸要素には、超名流婦人の伯母上が大きく影響していたことはいうまでもありません。

「どんな事情がございましょうとも、それは子供にとって関係ないことでございますのに、私が母親としての自覚が浅かったので、子供には申しわけないことでございます」

分析の考え方にもなじみ、令嬢の内面の問題への理解が深くなるにつれて、お母様はそういって自分を責めましたが、姉上に対しても、今までのように従順にばかりしていられない気持ちになってきたのは、当然のなりゆきです。ある日、姉上に口答えをして即刻追放され、謝らなかったので

そのまま手伝っていた姉上の会社のほうも、クビになってしまいました。といっても、詳しい事情を述べなければ、われわれ庶民にはわかりにくいへんな話なのですが、私がいいたいのは、パラノイア気質の人にとって、一がすべてであるということです。長い年月、従順な助手でありパートナーであった妹を、一度だけの反抗で切り捨ててしまったという伯母上のやり方が、強烈なパラノイア気質であることを物語るものだと私は思います。

一が百になってしまう例を、もう少し拾ってみましょう。

前述のT氏は、私のケンカ療法を一年もするうちに、すっかり音恐怖はどこかに行ってしまいました。彼は、

「木田さんは、三島由起夫はパラノイアだといったな。そうするとおれは作家になるんだから、パラノイアは治さないほうがいいのだ。音恐怖が治ったのは、認めてやってもいい。じゃ木田さんにはもう用がないわけだ」

といって別れてゆきました。ただ音恐怖が治ったからにはガールフレンドが欲しいので、ゲシュタルトの集団訓練を受けて、その場で女の子をみつけたいから、ゲシュタルト療法をする先生に紹介しろといいます。私はアメリカにも行かれて研鑽を積まれた篠崎忠男先生にお願いしてあげたのですが、先生はまじめな方ですからT氏に面接されて、個人療法でなければ引き受けないといわれたので、その後のT氏の消息を私は知りません。

それはともかく、T氏は自由連想法をしているつもりでも、私はケンカ療法をしているので、ある日、後方から彼の頭をボールペンの先でチョットはじいたことがありました。その後しばらくは、木田さんは暴力をふるったとしつこく抗議していました。

高校教師のM氏は二歳人で、夫人は0歳人ですが、ともにパラノイア気質があり、その部分で引き合っているのかという感じがします。はじめは夫人がまったく抑うつ状態で、日常の家事もできず、自分はだめな人間だと失望しきっているので、夫人の希望で自由連想法をしました。

よくあることですが、分裂の境界例かと思って分析をしてみると、終わったころには元気になったかわりに、一歳人的自己主張が強くなって、分析の理論——というより理屈で人を切るようになります。M夫人がそのとおりの変化をみせ、それまでだめ女房としっかり亭主という関係にあぐらをかいていたM氏が、悲鳴をあげはじめました。

夫人は一歳人特有の一イコール百の観念で、夫婦だから共感がなければいけないといって、夫に自分とまったく同じ発想を求めるようになりました。私が、0歳人と二歳人はものの感じ方も考え方もまるきり違うのだからあきらめなさいといっても、偏執病ともいうべきしつこさで迫ります。ネをあげたM氏が、夫人の扱い方をききに来るようになりました。

夫婦が交互に来て、相手の言動を訴えるのを聞いていると、そんなに気が合わないなら別れてしまえばいいのにと思いますが、一人娘のために今はまだ別れられないといいます。しかし、私には二人ともカラミ病のところでからみ合っているので、意識はともかく、無意識はからみの相手から離れる気はないようにみえました。

たくさんの一歳人におつき合いして思うのですが、同じ一歳人でも分裂型一歳人のほうが、躁うつ型の一歳人より反省に導きやすいようです。これは分裂型の受動性と、躁うつ型の能動性によるかと考えられます。とはいえ、いずれにしてもパラノイア気質は批判を受けつけにくいので、分裂型といえどもそう簡単ではありません。

M夫人は、その全部でなければ承知できないところと、しつっこいところがパラノイア気質なのだと私に指摘されたときには、非常にショックを受けたようで、不快が津波のように海面に盛りあがるのが目に見えるような感じでした。それでも、二年もかけて自由連想法を終わっているだけあって、その問題と取り組んで、少しでも自己教育を心がけたいといってくれました。

M氏のほうは困りはてて、夫人の操縦法の勉強に来るので、あくまでも夫人は病気であるという立場での、どうするべきであるという話は熱心に聞くのですが、M氏自身の批判をすると、その後は当分の間御無沙汰になります。

夫人は趣味の手芸をはじめましたが、やがて展覧会に出品して買い手がつくほどになり、ある展覧会での出品作の写真をとってくれるようにとM氏に頼みました。M氏は写真が趣味なので、喜んで引き受けましたが、なにしろ二歳型一歳人の喝采症候群ですから、得意になってあれこれオーバーにやり過ぎました。内向的な夫人は、周囲への気がねでさんざんはらはらしたので、家に帰ってから御主人に文句をつけてしまいました。

この話は夫婦の双方からききましたが、どうも夫人の言いぶんのほうが、もっとものように思えます。御主人は、

「自分で頼んでおきながら文句をつけるんだから、もう二度と写真などとってやらない」と怒っています。

「そうじゃないでしょ。奥様のおっしゃることがちゃんと理解できれば、今後はやり過ぎないようにしようとおっしゃるはずですよ。ちょっと改めればすむことを、全部ひっくり返してしまうんだから、そこがあなたの一歳児的なとこなのよ」

と私がいったので、以来何ヵ月か氏は顔を見せませんでした。それでもよくよく困れば、また面倒な話をもって来ます。そうやって長のつき合いをしていますが、

「どうも私は思い込みに反することは耳に入らない。聞いてもたちまち忘れてしまうところがあるようです」

などという自分への洞察の言葉も出るようになりました。冒頭のI氏のように、相手がたとえ子供でも、喝采してくれる者の多い教師という職業は、一歳人向きかもしれませんが、M氏も高校の先生です。適度の喝采症候群が有効に働くなら、それが昇華作用であり、きっと良い教師になれる

でしょう。そのためにも、M氏の自己洞察は喜ばしいことです。

昇華と自己教育

最も大切なことは昇華作用であって、その人の性格そのものが善いとか悪いとかいうことは、絶対にありません。その性格が自分にも人にも有益に働くか、人や自分を損う働きをするかが問題なのです。昇華作用が自然に無意識的に作動している幸せな場合もたくさんありましょうが、性格の偏向が強すぎる場合や、出る方向が好ましくない場合には、よく自分を検討して量と方向を調整するように、自己教育を心がけなければならないでしょう。

自分はこういう欠点があるが、治らないで困っているから、分析をしてくれといって来る人があります。精神分析療法は、フロイトが神経症の治療のために研究開発した技法であって、少なくとも私の経験では、神経症（ヒステリー、恐怖症も含めて）の症状は自由連想法の終わるころにはほとんど解消しますが、〝三ツ子の魂〟まで動かす力はないとたびたび書きました。

教育分析は、分析者を志す人がよりよく分析学を理解するためと、今後の職業的責任上から深く自らを把握する必要があって行いますが、教育分析を受けたからといって、人格が向上するわけではありません。結局、成人の向上は自己教育の努力いかんにあって、自分で努力するのがいやなら、向上しないままにあきらめることです。

正直にいって、私はあきらめるのも悪くないと思っております。ただしそれは、ふてくされて居直るという意味ではなく、己れを知って謙虚になるという意味においてです。

どうせそうでしょうヨ、私はこうなんだからしょうがないでしょ、ではなくて、こんなですみません、ということです。どうせ人間はそんなに上等なわけはないので、自分で上等と思い、あたりまえの人間のくせに無謬性などというのは、ホントニ病気のパラノイアです。ということは、お互いに正常人であるからこそ欠点も多く、その欠点に悩みもするわけですから、それを何か不思議な術で解決してもらおうなどと考えるのは、魔女の女の子や超能力ロボットに頼めば何とかなる、テレビマンガの主人公に感情移入している幼児と、何の変わるところがありません。しかも子供らでも、あれはつくり物のオハナシと承知していますのに、いい大人が分析で自分の欠点を魔法のように消してもらおうというのは、やはりおかしいことだと思います。

あなたの本を読んだら、子供のしつけは一貫性をもって根気よくやれと書いてあるが、私はすぐ腹を立ててしまうから、腹を立てないように分析してくれ、とか、とにかくお前の本にこう書いてあるが、できないからできるようにしてくれという手紙や電話がたくさんきますので、私はそのたびにあきれてしまいます。それらは、そういうからには、私をそうしてくれる義務や責任がお前にあるといっているようにきこえます。

何かしてもらうのが当然である、自分のできないことを大人はしてくれる義務があると思っているのは、0歳児よりも要求が多様になりながら、二歳児よりも能力の乏しい一歳児の特権ともいえます。それがそのまま大人になって、自分のあり方に自覚がないのはまことに困ります。といえば、その自覚をもたせてくれるのがお前の仕事ではないか、とやり返されてしまいます。

ある御婦人、といっても電話の声だけでお顔も名前もわかりませんが、私が分析をおことわりすると、だいぶしつこくねばられましたが、どうしてもだめなら、だれか別の分析者を紹介しろといいます。私も世間の狭い人間であまり先生方を存じあげないのですが、大学病院などでは神経症でない人の分析などされるわけがないので、個人でクリニックを経営される方を、分析学会の名薄からひろって教えてあげました。

そんなことは折々あることで、いちいち覚えてもおられませんが、この件をとくに記憶していますのは、数日後にまた電話がきまして、

「この前教えられたO先生は、第一回の面接料が一万何千円、あとは毎回何千円というんですよ。そんなお金がどこにあると思っているんですか。もっと安いところをちゃんと教えて下さい。保険でやるところはないんですかッ」

と、大変な見幕で叱られてしまったからです。

「あなたね、クリニックをなさっていらっしゃるような方は、一流の先生なんですよ。そういう方のお時間を一時間も頂戴すれば、それくらいの料金はあたりまえじゃないんですか。本当の御病人

の治療だけでもお忙しいのですから、お引き受け下さるだけでもありがたいと思わなければいけませんね。それに病名のつけられない人の分析を、保険にできるわけがないでしょう」

この御婦人はかなり特別製ですが、とくに深刻な病状もないのに、自分を知りたいとか、自分が思うようにならないからといって、自由連想法を求めてくる人のほとんどが、一歳人であるように思われます。あなたの本を読んだからといって、そういう要求の電話や手紙を下さる方は、私の本を読まれてそこまで考えて下さったのですか、どうぞどうぞお越し下さいと、私が喜んで歓迎するだろうという期待を持っておられるように感じることが多いのです。しかし私は、どの本にも、自由連想法は基本的な性格を変える力はないと書いていますから、丁寧に読んで下さらなかったのですね、と思ってしまいます。このごろは年のせいで、とくにこの種の人が面倒になり、時にはわざと嫌われるような断わり方をすることもあります。

喝采を求める気持ちが一歳人の専売だというつもりはありませんが、受身に寝ている0歳児や、多少とも現実原則がきびしくなる二歳児に比べ、一歳児は立ったといっては喝采され、そこに固着を残した精神は喝采を求めることがとくに強いといえます。また、アブラハムのいうように、一歳児の小児誇大妄想が早すぎるしつけのために、打ち砕かれて面従服背の性格になったり、劣等感をもつようになっても、早すぎるしつけをこなし得た能力への誇りは、背後の支えとしてしっかり固められます。ましてその能力を賞讃され、いわばおだてられて仕込まれる場合は、ことさらに喝采症候群をつくるでしょう。

余談になりますが、子供をおだててしつけるという人があって、私は大変不満です。良いところを認めてほめることは、子供でも大人でも心の栄養になりますが、おだてるのはためにする作意から出る欺瞞にすぎません。それは相手をこちらの思うままに動かそうとする支配欲から出るもので、いくら子供でもそれは失礼です。そういうしつけは、心を抜きにした形に流れやすく、本当の教育にはなりにくいように思います。本当の教育なら、子供の人生にプラスになるものを贈与するべきだと思いますから、まず教育をする側の誠実さが求められます。

ところで、喝采を求める心は向上心にもつながりますから、身のほどを知ったうえでの自己教育の原動力にするなら、結構なことだと思います。それが向上心をとびこえて、妄想的に自分を高く評価しながら、及ばないところを人の手腕で何とかしてもらおうというのでは、大人ぶった一歳児といわれても仕方がないでしょう。

こわい執念の人

一歳人にはT氏のように自分は特別な人間であるという観念があり、他人のことは念頭になく、いい出したらきかない執念があります。前記のような電話や手紙を下さる方は、おことわりしても、なかなか納得して下さいません。たまに、そうですか、残念ですといって、あっさり引っ込む方があると嬉しくなって、読書会をしてますから御参加なさいますか、などと良い声を出してしまいます。

ある遠方の御婦人から、突然、部厚い、少なくとも三センチの厚みのある封筒が、ドサッと届いたことがありました。なかから大量のノートが出てきて何事かと思いましたが、同封の手紙には、「二回目のお手紙をさしあげます」という書き出しで、前回は分析してもらいたくて手紙を出したこと、そして、

「先生、どうか、どうかお願いします。この大量の読みにくいノートに目を通し、私はどうしたらよいのか指示していただきたいのです」

とあります。どうやらこのノートは、ケイちゃんという女性に関するものらしく、

「今、一番早急な問題は、ケイちゃんに関することで、よい医者をさがしてつれて行くべきなのか、医者を必要とするほどではないのか、あるいは私が友人として彼女に接することで多少なりとも安定し強くなることができるのか、私は彼女にどういう気持ちで接してゆけばいいのでしょうか。先生の受容と徹底ということを心にきざみながら、彼女に手紙を書いたつもりなのですが、あれでよかったのかじしんがありません。私が書いた手紙を何度も読み返すでしょう。形にのこっているわけで、一言一句をおろそかにすることはできないと思うのです。それを思うと不安になります。私は彼女をより不安定にしてしまったのではないか、と。分析というものをほんの少しですけれど知

ってしまったために、私にできることなら何でもしてあげたいという気持ちと、他人の心を興味本位にひっかきまわしてもてあそぶことはゆるされないという気持ちがせめぎ合います」

というところをみると、どうやらケイちゃんという女性を分析しようという、大それたことを試みたのかもしれないと想像されます。分析というものをほんの少し知ってしまったと分析に責任があるようないい方ですが、パラノイア気質の人の恐ろしいところは、分析などというちょっと人に差をつける感じのものにすぐとびついて、振りまわすところです。人の分析をするには、自分も分析を受けた後、上位指導を長い年月受けるだけの修業をしなければなりません。私にできることならと、分析ができるつもりのところが、自己評価の病的に高い人の恐ろしいところです。

「私は、自分の気持ちが百パーセント純粋に彼女の力になりたいということだと断言することができません。無意識に彼女の心をよいサンプルというか実験台のように思っているかもしれない可能性を否定することができません」

と、いかにも反省するようなことが書いてありますが、

「どうか私がどういう気持ちでどうすればいいのかおしえて下さい。そしてやはり一番のお願いは私を分析していただきたいのです」

と、結局は自分の要求になります。この後、フロイトの『続精神分析入門』のあとがきで古沢先生が書いておられる方法で、自分で自由連想法をして、かなりの自己改革がみられ、

「以前は子供に対して、爆発するように怒りをぶちまけたり、手近のおもちゃをたたきわったりしていたのですが、このごろはそれほどいらだつこともなくなってきています」

と効果のほどを報告しながら、

「私の分析が正しかったのか、それとも他の要因が関係しているのか、判断することができません」とあります。

その他いろいろ反省めいたことが書いてありますが、もし私がその反省に同調するなら、だから指導するべきだと有無をいわせず分析を引き受けさせるつもりでしょう。しかし彼女の本当の期待は、あなたは素晴らしいと私が感激して彼女の教育分析にのり出すところにあるだろうと、私は邪推しました。そういう邪推のもとになっている長年の経験があるわけです。

とにかくこの執念深さ、強烈な自己主張、無報酬でこれだけの大仕事をさせようという配慮のなさは、ホントニ病気というほかはありません。金さえ払えばいいだろうという態度で迫られるのもいやですが、当然のように無料サービスを迫られるのも閉口します。

彼女は一応、私が忙しいだろうという配慮を示して、

「でも、だから遠慮しておこうということは、免罪符にはならないと思うのです」

と書いています。意味がよくわかりませんが、自分を正当化する不思議な論理は、パラノイア気質の人がよく用いる手ではあります。こういう人にかかわると、大変な時間とエネルギーを浪費さ

せられますので、とにかく敬遠するに限ります。それに遠方のことで、こちらの知らない間にとんでもないことが起きて、木田さんがこういっているなどと責任を負わされるようなこともありがちなので、要心しなくてはなりません。

この件に対する私のやり方は、常識的にみれば穏当ではありませんが、この際手きびしすぎるくらいはっきりしたほうが身を守る手段、というのも大げさですが、ノートはいっさい開かずそのまま包装して、直ちに書留速達で返送してしまいました。それはすぐに返送したという証拠を残すためで、そのことは返事の手紙にちゃんと説明しました。

とにかく都合のいい思い違い、追想錯誤、歪曲の多い精神と考えておくほうが無事と思い、その予防には返信をカーボン紙で正副二通つくりました。これらのことは、

「あなたのこのケタハズレに非常識なやり方に対する一つの自衛手段です」とことわり、とにかく素人が分析のまねなどしてはいけないこと、ノートを見ないのでケイちゃんの状態もわからないが、苦しいのなら専門医にお願いするべきであるという主旨を述べました。

いじめと執念

執念というものは、とかく美談仕度で扱われやすいのですが、度を超せば病気で、人が感心する話が私などには肌寒く聞こえることがあります。たまたまそれが成功すれば幸せですが、やはり病

気にまで昂進しているときは、周囲に犠牲が出ます。

運動の世界ではとくに執念が尊重され、一時は大松監督という方の根性という言葉が流行しました。国際的な試合に勝つほどになるには、よほどの執念がなければなりますまいが、ふつうの家のふつうの子供が、根性でやられて精神的にぐあいの悪くなったケースがかなりあります。くり返しますが、執念も度が過ぎれば狂気であり、狂気が周囲を傷つけることは、何もニュースになる殺傷沙汰ばかりではありません。正気にみえる狂気に傷つけられている心は歴然と目にみえないだけで、想像以上にたくさんあると思います。

とりあえず手近に山ほどあるのが、教育ママたちの執念でしょう。家庭内暴力について前述しましたが、親の勝手気ままで子供をしごくのは子供への暴力であるから、大きくなった子供に腕力で仕返しされてもしかたがないと、そこに書きました。

学歴社会といわれて何十年もたち、親たち、とくに母親たちが学校の成績に目の色を変えるのは、母親たちだけの責任ではないでしょう。社会全体の責任でもあります。教育についてさかんに論じられる時代ではありますが、勉強にまったく能力も興味もない子供が、小学校をやっと辛棒しても、あと三年、義務教育にしばりつけられている残酷さをいう人は一人もないようです。政府からそういう諮問をうけるような人は優秀で、どんなにひねっても算数がのみこめない頭のことは、おわかりにならないでしょう。

今は高校までゆくのがあたりまえになっていますので、小学校の後、六年間は退屈で苦痛な地獄に置かれる子供たちが多勢いるわけです。とにかく総ばな的に何もかもこなさないとついてゆけないというのは、いかにも無理な要求です。これはある新聞の投書欄から抜き書きしたものですが、

「小二の娘がテストで九十三点取ってきた。がんばったね。今度は百点とれるかもね、とまずほめるのが良いママなのに、私ときたら、なんで百点取れなかったの！　ダメねえ、とぶつぶつ。あっしまったと思っても遅い。何という身勝手で意地悪なママなんだろう。いつも後でざんげの気持」

とあります。この人は大いに反省しているつもりですが、大きい間違いに気づいていません。というのは、この人が良いママの発言と思っている言葉が、すでに九十三点を否定した貪欲を現わしているからだめなのです。どんないい方をしようが、九十三点もとっていることに満足しない心が親にあるかぎり、子供は傷つかざるを得ません。百点に執着して、今度は百点という言葉が出るかぎり、子供は母親に受け入れられていないと感じるでしょう。この母親は、子供が国語の百点をとったら、今度は算数の百点をというでしょう。各教科全部百点をとらなければ満足しない母親をもった子供は、一生母の満足を知ることがありません。

執念、執着の激しい人を満足させることはむずかしく、しかもこんなに貪欲であるのはホントニ病気ですから、当人には自覚がないので、周りの者はますます傷つけられます。そういう親は、自

分が貪欲であるとも、執拗であるとも、思っていません。

周囲を見まわしてごらんになればおわかりになりましょうが、同じことを百回もいう人は、自分がそんなに執拗であるとは少しも思っていません。むしろ、自分は気が弱くシャイで、がまんばかりしているようにさえ思っています。それは欲が激しければ激しいほど、わずかのがまんがクローズアップされて感じられるからなのです。欲のうすい人は損をすることが多く、それに反比例して、あきらめも早いのですが、執念の人はわずかの欠損も莫大に感じて、いつまでも忘れることができません。

執念と貪欲は、勝気に通じます。競争に勝たなければがまんできませんから、わが子への叱咤激励も度を越していじめになってしまいますが、競争に勝たねば気がすまない自分の性格が病気だとは思っていませんから、正義は我れにありで、少しもためらうところがありません。そこが恐ろしいところです。

また、一が百になる人は思いこみが激しいので、人生にはたくさんの選択肢があるのに、学業成績の一本道以外は目に入りません。心理的に見えども見えず、聞けども聞こえずになる状態を、禁圧反応といいますが、学業一本やりの人たちには人生の多様性に対して禁圧反応があると思います。国の偉い人たちにも教育に関してこの傾向があり、中学ぐらいまでの教課は日本国民として当然身につけておくべき常識的教養であり、それができない子供がいるのは教師のやり方が悪いとか、子供の精神が悪いとか、何が何でも教えこむ気です。

私は、抜群の秀才で大学教授になっているが、不器用でお魚の骨もむしれない人を知っています。この人が、もし指先が器用で細工物が上手でなければ人間としての値打ちをみとめない世の中にいたら、どんなに苦しい思いをすることでしょう。多くの子供たちは、その逆の形で苦しめられています。

今の子供たちは、社会通念にいじめられているといえます。しかもその手先になっているのが、暖かく柔かい胸で外の疲れを癒やしてくれるはずの母親なのですから、子供たちは救われません。子供の苦悩は、どこかに向けて噴出するほかはないところまで追いつめられてゆきます。とくに、思春期の心身変動の激しいときに、心のひずみがいろんな困った形になって現われるのも無理はありません。

最近、マスコミでさかんに問題にしている〝いじめ〟も、このひずみのひとつであろうと私は考えております。佐藤紀子先生が『白雪姫コンプレックス』という御著書のなかで、「コロサレヤこそがコロシヤになる」という見出しで書かれたところを少し引用させていただきましょう。

「この、〈攻撃者への同一化による無力感の克服〉という自我防衛のやり方は、学校内〈いじめ〉の問題をとく一つの鍵でもあります。子どもばかりではなく、おとなも、点数、偏差値、金銭、物質、社会的地位など〈ひと目で〉容易に勝負がつくと感じられるような脅威にさらされ続けている中で、それから逃れるためには、自分が今度は切り捨てる側に回るというのが、いじめなのでありますから」。

全く同感です。

健全な身体のなかに宿るもの

先ほどスポーツの根性のことにちょっとふれましたので、思い出したことがあります。

「健全なる身体に健全なる精神が宿る」

という言葉は、私の小学校のときなどよく聞かされた格言です。私は幼いときから虚弱児童で、思春期以後は古沢先生に自由連想法をしていただくまで、肺結核でよくなったり悪くなったりふらふらしていましたし、変な子だとか気が遠いとか、家庭での評価もはなはだ芳ばしくなかったので、たぶんその格言は正しいのだろうと思っていました。

その後分析を受けて、幸か不幸か、叩いても死なないほど頑丈になってしまってから、この格言は逆なのではないかと思うようになりました。といって私の身体が頑丈になったのは、精神が健全になったからだというつもりはありません。精神のほうは相変わらずぐうたらなのに、ぐうたら度が多少減少したら病気のほうがどこかに行ってしまったのです。

幸か不幸かといいましたが、ぐうたらな私は結核が気に入っていて、お陰さまで嫌いな学校も行かないでいいし、どうせいずれ死ぬ子だからと、家庭でも放任していて気楽な身分だと思っていました。ぐうたら度が減って結核は治っても、ぐうたらには違いありませんから、自発的に何かしたいということはないのに、他から要求されれば、もう病気でないのですから動かないわけにゆきません。かなりな波乱万丈をのりこえて、とうとう六十五歳にもなったのに、まだ平気な顔をしているほど健全な肉体がここにあって、どうやったらこの頑健な肉体がうまく片づくのかと今はそのことに悩んでいます。あのまま結核で死んでいたら、一話完結、面倒がなくてあっさりしていてよかったのにと、ときどき思うほど、かなり不健全な精神ではありますが、要するに許容量の問題ではないかと思います。この許容量ということを、私はしばしばいいます。人間みんなそれ相応にろくでなしなので、そのろくでなし度が許容量を超えるか超えないかで、病気か正常かの差が出るのだろうと思うのです。ぐうたら度が許容量以内にさがったら、私の肉体は健康になってしまいました。その後四十数年、人の分析をして、はからずも身体的な病気まで治してしまったことは、かなりたくさんあります。もっとも、この格言は誤訳であるという文章を、どこかで読んだ記憶があります。ギリシャの何とかいう詩人の言葉だが、もう少し違う意味だということでした。

今思い出している私の遭遇した事件も、健全な肉体が健全な精神を宿しているとはとても思えないできごとでした。

そのJちゃんという少女は抜群に背が高く美人で、運動神経がすばらしく優れていました。中学ではバレーボール部にすすめられて入ったのですが、二年生になるともう部活がいやになりました。なにしろ部活の顧問は体育のO先生で、病的に執着の強い人のようで、Jちゃんはその先生がどうしても好きになれません。執念のしごきにもほとほと嫌気がさして、Jちゃんはおそるおそる退部を申し出ましたが、許してもらえませんでした。

O先生はJちゃんに、どうしてもやめる気なら、この部をここまで育ててくれた恩義のある人たちや先輩が二百人あまりいるから、その人たちひとりひとりを訪問して土下座をしてあやまって来い、といったそうです。もちろん、そんなことができるわけもありません。そのうち三年生になると、バレーボールに熱心な県立高校と私立の高校から、Jちゃんにお呼びがかかりました。

じつはJちゃんのお母さんの兄さん、つまり伯父さんが、重篤な対人恐怖症で私の分析を受けています。この人は思春期から苦しみながら、なるべく人と交渉のない職を選んでやっと生きてきたのですが、私のところに来たのがすでに四十代も終わりのころで、症状が軽快したときは五十歳になっており、とうとう独身のままでした。

Jちゃんの両親は恋愛結婚ですが、お母さんにも精神的な何らかの問題があったのか、選んだ人は精神分裂病になって、入退院をくり返すようなことになってしまいました。お母さんはそういう夫と子供をかかえて、どんなに大変だったのでしょう。Jちゃんが小学校五年のとき、身体の苦痛に耐えかねて病院に行くとすでに重態で、即時入院、一週間後には亡くなってしまいました。

Ｊちゃんには伯父さんの他に、お母さんの姉さんと弟さんがあります。それぞれ家庭があって子供もいますので、そういう環境のほうがいいだろうか、それとも自分が引きとって二人で暮らしたほうがいいだろうかと、伯父さんも悩んでいましたが、自分はさんざん対人恐怖症に苦しんで分析を受けたのだから、むしろ不幸なＪちゃんにはよい相棒になれるかもしれないといって、とうとう伯父さんが引きとりました。

そういう伯父さんですから、Ｊちゃんの気持ちを尊重し、けっしてよけいな干渉はしないできたので、Ｏ先生のやり方にはかなり反感をもった様子でした。私も、なんだかヤクザの世界みたいですね、と伯父さんにいったのを覚えています。

私立の高校からは保護者である伯父さんのところに、ぜひ自分の学校に来てもらいたいという申し入れがあり、Ｊちゃんの扱いについてもこまかい配慮を示したので、伯父さんの気持ちがそちらに動きはじめたとき、中学のほうから、県立校に推薦入学を決めたといってきました。伯父さんが待ってくれというと、もう決めてしまったから変更はできないということでした。

こうなると、もともと対人恐怖の伯父さんの手にあまってきますが、思うようにものがいえないだけに、こういう理不尽なやり方への怒りも強いのが、伯父さんのような人に共通していると思います。伯父さんに頼まれて担任の女教師に電話をしてみますと、はじめは威丈高に、終わりは涙声で、校長と体育教師と高校側とで決めたことなので、自分にはどうすることもできないといいます。

Jちゃんも校長室で大人にとりまかれてウンといわされており、伯父さんも担任の立場が気の毒になり、結局Jちゃんは県立高校に通うことになりました。しかもその高校は少し遠いので、バレー部のU先生の家にもう一人の生徒と一緒に引き取られることに高校側で決めてしまっていました。二人の生活にかかる費用は、U先生のポケットマネーであるという学校側の説明ですが、いかに熱心といっても、公務員であるU先生が自費でそこまでするとはちょっと考えにくい気がします。

夏休みの中ごろに、Jちゃんは伯父さんと一緒に訪ねて来て、もうこれ以上、一日もバレー部を続けることはできないといいます。Jちゃんの大きい目は力なく見開かれ、顔がゆがんでいるのを見て、これは予想外に深刻だなと思いました。

このとき、U先生の驚くべき指導ぶりをこまごまと聞きましたが、Jちゃんのいちばん耐えられないことは、自分がミスをすると罪もない先輩がなぐられたりすることだといっています。自分なりに努力したつもりでも、U先生の気に入らない場合、自分が叱られたり叩かれたりすることはがまんできるが、自分のために先輩が叱られることでは、いても立ってもいられない気持ちになるといいます。たとえようのない劣等感に陥り、自分はだめな人間だと逃れがたい自己嫌悪で死にたくなるというのです。

その日はともかく、伯父さんがU先生に会ってJちゃんの気持ちを伝えるということで二人は帰りました。伯父さんはもともとそのつもりだったらしいのですが、なにぶんにもモト対人恐怖症ですから、私に勇気をつけてもらいたかったのでしょう。

伯父さんがU先生と話し合った結果、Jちゃんのことで先輩をなぐることはやめる約束をとりつけて、Jちゃんはやはり部活をつづけることになりました。このときの報告で私が驚いたのは、U先生が伯父さんにぜひJちゃんと二人で話をさせてほしい、監督と選手は夫婦も同然であって、たとえ別れ話でも第三者が間に入って直接の話し合いを妨げるのはけしからん、といったということです。その後、体育雑誌の編集をしている青年に会ったとき、この話をしますと、その夫婦うんぬんというのは体育関係者の間ではよく使われるセリフだといわれて、もう一度びっくりしたことでした。

Jちゃんは、自分のミスで先輩が叱られることだけはなくなったが、ことごとにいやみをいわれ、お前がいちばんバカヅラだと皆の前でののしられたりして、居心地の悪さを満喫させられたそうですが、いやいやしているためか、肩がチョイチョイ脱臼するようになってしまいました。

家に帰って医者にみてもらうと、このままバレーを続けると手術しなければならなくなるとのことで、バレーは当分禁止されました。Jちゃんは手術がいやでバレー部を退部したいといい、電話をかけてきたU先生にその旨を伝えますと、先生は手術費はオレが出すから退部はみとめないと申しました。

おとなしい伯父さんも激怒して、医師の診断書を持って退部の交渉に行きました。U先生は午後二時から八時までかけて、体育主任のN先生、Jちゃんの担任のK先生などの応援をたのみ、J子をこの学校に入れるために百も大変なことをしてきたのだから、百のうち一つぐらいこっちの言いぶんもきいてくれてもいいではないか、ともいわれました。

前に私が一は百であるとか、百回も同じことをいう話などを書きましたから、この百に一つうんぬんも私の言葉癖と思われるかもしれませんが、実際にU先生は伯父さんにそういったのだそうです。百も大変なことをしてきたといっても、それはU先生や学校の勝手にしたことで、少なくとも伯父さんやJちゃんはひとつぐらいどころか、それまでは全面的に服従してきたのです。今ここで身体を手術するかどうかの瀬戸際ではじめて自己主張しているのですから、U先生のセリフは、じつは伯父さんのいいたいセリフです。

結局、今年いっぱいは休部をして、土、日の練習にボールひろいとして参加するという暫定案を承知して、夜の八時すぎに伯父さんは解放されたのでした。しかし、土、日にJちゃんが出てくるとU先生は、皆が練習をしているのにお前は何もしないで見ていて平気なのかと迫り、黙っているときりなくくり返して、悪いと思いますというまでやめないとか、それに類似のいじめをいろいろしました。私はJちゃんから、

「このままでは結局、私が部活にもどりますといわなければならないと思うんですけど、もうバレーボールも大嫌いになっちゃったし、バレーボールのこと考えるのもいやです。U先生はもう私が

就職する会社も決めていて、お前のためにこんなにしてやってるんだっていうけど、その会社に入ればまたずっとバレーボールの選手をしないといけないんです。U先生のいう通りにしていたら、オリンピックに出るかもしれないし、有名になるかもしれないけど、私、もういやです。手術なんか絶対したくありません。伯父さんではもう無理ですから、何とかして下さい。何とか学校にことわって下さい」

と必死に頼まれました。U先生がこれほど執着するのは、Jちゃんによほどの才能があるのでしょうから、おそらく将来の栄光は相当の確率で期待できるのでしょう。しかし、すべては本人の決めることで、他人が強引に引きずるべきことではありません。そこまでいやになってしまったのなら、ひと肌脱ごうではないかという気持ちになりました。

「よしわかった。一週間待ってくれればすっかり片づけてあげるから、安心してらっしゃい」

と引き受けたのは、それだけの成算があったからです。私は今までの経過から考えて、中学のO先生も高校のU先生も、ホントニ病気のパラノイアだろうと推察しました。その強烈な支配欲。人を噛みくだく攻撃力。すべてを自分の餌にする食人的貪欲。J子を道具にして、名をあげようとする名誉欲。それらをひっくるめて、J子のためにつくしているのだと自分を美化してしまう妄想的確信。相手の辛棒に対する無感覚。自分の譲歩に対する拡大された苦痛と、ケタはずれの防衛。こういう病気の人のいちばんの弱点は〝責任問題〟だろうから、そこを突けば何とかなるのではないかと思ったのです。

ところで、パラノイア気質の強い人を相手にするときは、必ず証拠を残すことを心がけなければ、後で大変くやしい思いをさせられます。

「自己の主張はけっして曲げず、反省の意更になく」、しかも、「無関係なる事をさも関係ある如くに話し、己に都合よき様にのみ註釈し」と島薗教授の教科書にありますが、そのため話がどんどん都合よく変わってゆきます。話の前と後ではまるで反対になっても、自分に都合がよければ平然としていたり、こちらのいっていることが、都合により向こうさまの意見になってしまうこともあります。それがいつも自分は正しい、自分に間違いのあるはずはないという信念に裏づけられていますから、対抗するにはそれなりの手段が必要です。

大量のノートを送ってきた非常識な人にしたように、私は危険と思う人物に手紙を書くときは、たいていカーボン紙で二通つくり、手もとに一通残すようにしています。カーボンでつくるのは、同じものがあることをはっきりさせるためです。ゆきちがいが起こってからコピーを出すより、このほうが相手にも要心させるので、問題を予防する働きがあります。

そこでまず、校長先生に手紙を出すことにしました。U先生にここまでしたい放題をさせておくのは、校長先生がよほど弱虫なのか、U先生と同質で学校の名誉のためなら生徒の心なんかどんなにふみにじっても平気、というより、ふみにじっているという自覚のない病人なのか、いずれにしても、この校長先生も責任問題に弱いだろうと見当をつけました。

私は伯父さんとの関係からはじめて、ことのいきさつをこまごまとレポート用紙十枚ほどに書き、Jちゃんのような不幸な生い立ちの子は、たとえ善意でも激励、叱責が不幸に追い打ちをかけ、きびしい支配、干渉監督が精神的迫害になるから、こんなことを続けているなら、自殺とか、精神障害などの危険も考えられると書きました。

Jちゃんのためにどうしてほしいとは一言も書かず、「御警告申上げねばならない責任を感じている者でございます」と書いて、暗に、私がここまで説明したのに何らかの不幸が起こったら、〝アンタの責任ダヨ〟といったわけです。

驚いたことに、この手紙を投函した翌々日にJちゃんから、ありがとう、退部できましたと電話がきました。この種の人たちへの責任の効力、かくのごとしです。

この責任をとることに対する強い拒絶は、意識がどんなに立派なことを考えても、無意識が結局自分のことだけしか考えられない状態から出るものですから、学齢に達するぐらいまでの自己愛段階の固着に共通のものといえましょう。しかし、意欲はありながら聞きわける力の不足な一歳の固着には、それがとくにはなはだしいようです。

Jちゃんはバレーボールをするために無試験でこの高校に入ったのだから、バレー部を退部するなら退学しなければならないということも学校側からいわれていたのですが、別段そんなこともなく、その後の二年半を無事にすごして卒業し、今はふつうのＯＬで元気に生活しています。えたいの知れないへんな女からの手紙が気味悪くて、退学などさせてまたもや責任問題が起こるのはまっ平だというのか、もともと思いとどまらせるための単なるおどしだったのかは知りません。伯父さんは四月から五カ月分の生活費として二十五万をＵ先生に返済して、いっさいが水に流されたようです。

見栄と一歳人

Ｕ先生の問題点を数えあげてみると、どうやらホントニ病気のパラノイアと思われます。健全な肉体に必ずしも健全な精神が宿るわけではないということの例として登場してもらいましたが、もちろん私は、勝つことに執念を燃やすスポーツマンを、みなパラノイアだなどといっているわけではありません。

この勝気や執念や名誉欲が、自己を鍛える方向に用いられるなら、みごとな昇華として評価されるべきでしょう。攻撃力が人とのけんかにばかり用いられるなら愚劣であり、自己を攻撃して病気や自殺などの自己破壊にいたるなら悲惨であり、昇華作用によって努力の源泉として活用されるなら、こんなに結構なことはありません。人の性格、傾向は、万事そのようなものです。

勝気だから自分が努力する、執念で自分を励ますなら立派です。躁うつ気質の人は、うつではやる気をなくしますが、躁のときは楽々と努力もできましょう。分裂気質の人はとかく無気力ですが、何らかの使命感が加わると、反動形成でそうとう頑張ります。同じ努力ひとつでも、人によってそのあり方が違いますが、正常ならばそれぞれ性格の生かし方があるものです。

しかし、U先生のようにホントニ病気の一歳人ともなると、自分の勝気や名誉欲を自分の努力で充足させようとせず、人を使って、人の努力で自分の満足を買おうとするので困ります。勝気の奥様方は、御主人の出世や子供の成績で、自分の勝気を満たそうとします。御主人も子供も、たまったものではありません。立ちあがって歩き出しても、自分で何もできない一歳児は人手で願望を満たすとはたびたび申しましたが、その意味でホトンド病気の一歳人は、傍の者を大変苦しめることになります。

また、一歳人の喝采症候群としては、自分自身も自分の持ち物も人よりよくなくてはいけないので、どうしても見栄っぱりになります。名誉欲は後期ロサジズムに関係し、後には尿道愛に関連して考えられており、フロイトはこれを男根期に位置づけているようですが、アブラハムは排尿の快感に結びつけられた幼児誇大妄想を、早すぎるしつけが早期に打ち砕くことの問題を指摘しているところをみますと、必ずしも男根期にかぎって尿道愛をみていたわけではないと考えられます。よく観察すれば、肛門愛前期には自分の排泄作用への関心が現われますから、排尿にも注意がむき、自分が尿がオシメに侵透してゆく力や、濡れたオシメが重くなる感じを排尿の快感に結びつけて、自分が力を持っていると感じることもあると考えることもできましょう。そういう分析学的理論を横に置いても、一歳の子供のアタチやアタチの持ち物へ喝采を求める気持ちが、そのまま大人になったことを考えますと、一歳人の見栄っぱりも十分理解できるように思います。

もちろん、このアタチがアタチがという傾向は、二歳児にも強くありますから、必ずしも一歳人の専売とはいえませんが、やはり無力なうえに現実原則のない一歳人のほうが、周囲に迷惑をかける度合いがひどくなるのはやむを得ないことです。

U先生の他人を道具にして自分の名をあげる名誉欲や、亭主や子供に努力の成果をあげさせて自分の自慢の種にする奥様方の見栄などは、一歳人のものでしょう。躁うつ二歳人のアタチがアタチがの場合は、それなりのことを自分でやるように思われます。

U先生のようにこの傾向が極度に強く、人の血と涙の上にあぐらをかいているのはどうしても病気だと思われますが、ごく一般的なことでは、人のコネを使うのが好きな人には一歳人の要素があるかもしれません。世の中が忙しくなり、競争が激しくなると、コネも大はやりですが、世の中全体にパラノイア傾向が強くなっているのでしょうか。もちろん、コネなど使うのをいさぎよしとしない人もたくさんおりましょうし、多少そうしたい気持ちがあってもとてもできない人もたくさんいます。そういう人たちは黙っていて目立たないから、コネがはやり、コネがなければ何事も成就しないような錯覚がはびこるのかもしれません。

有力なコネがあるのが偉いことのように自慢されるのも、「自分を高貴と思う妄想、高貴の人と縁組みせりとの妄想」というパラノイアの病型に関連するものかもしれません。

人のものは自分のもの

人の力を利用することは、無力のせいだと申しましたが、一歳の幼児には自分のものと人のものの区別がつきませんから、そういう名残りも関係しているかもしれません。一歳児にとっては、自分のものは自分のもの、人のものも自分のものなのです。

公園でみていますと、この年齢の幼児はお友達のおもちゃでも気に入ると手でしっかりかかえ込んで、持ち主が取りに来ても返しません。それをまた優しいママが、自分の子供をちゃんづけにして、〇〇ちゃんに貸してあげてね、などとよその子供に優しく強要しているのを見ると、人事ながら気になります。

本当はこの時期に、人のものは人のものであることをしっかりしつけないといけません。腹を立てたり、こわい顔をして怒るのは、教育的ではありませんが、ごく平静に、これはお友達のものだから返しましょうね、というべきです。それでもいやだとがんばるなら、チョッと取りあげて返してしまえばいいのです。泣いて騒いでも、お友達のものはお返ししましょうといって、あまりダダをこねるようなら、人様の御迷惑になるから帰りましょ、とつまみあげて家に帰ります。

万事怒らず穏やかに、しかし一貫性をもって、いい出したことは後にひかないのがしつけのコツです。家のなかでなら、ひっくり返って泣いていても、気のすむまで泣かせておけます。子供も十分泣けばせいせいしますから、ケロッとなりますが、間違っても幼児にくどくど理屈をきかせたり、泣きやまらせようとしてお世辞を使ったりはしないようにしましょう。ダメなものはダメで、泣いても通らないという体験をそのつど重ねているうちに、ちゃんとお友達のおもちゃと自分のおもちゃの区別がつくようになります。

そのへんのしつけをまるで受けていなかったり、下手なしつけで逆効果になってしまうと、大人になってもそのあたりが無意識的に顔を出し、意識的な悪意も作意もなく、人のものを横取りするようなことが起こります。当人に意識的な自覚がないだけに、仕末が悪いといえます。借金をすると、もらったような気になって、返すことなど考えない人など、この典型でしょう。

人のものを横取りしても、取った自覚がありませんから、はじめから自分のものだったような妄想が起こります。その、モノというのは必ずしも物質だけではなく、思想、言葉、力などという無形のものにも働きます。

人の意見も都合がよければ、いつの間にか自分の意見になってしまいます。前にこちらでいったことを、その人の意見として聞かされることはよくあることですが、当人はすでに自分のものと確信していますから、こちらがへんな顔をしても通じません。

幼児話法と合理化について前の章に書きましたが、話しているうちに都合よく内容が変わってゆくのは、この自他の区別がないところにも関連しているのでしょう。

才能があっても世渡りの下手な人は、立身出世に縁が薄いでしょうが、一歳人的傾向はその意味では大変有利な武器になります。U先生について数えあげたような問題点が、その人自身の才能、能力に結びつけばずいぶん発展できます。社会的に有名になる人のなかには、人のものを無意識的に自分のものにしてしまって、それが無意識なので罪悪感がありませんから、恥じることもなく、罰せられることもなしに、悠々と威張っている人もあります。

I氏のお母さんが何でも自分の手柄にしてしまうのなどは、大物のやることからみたら、かわいいようなものでしょう。学問の世界でも、お弟子の研究を自分の業績にしてしまう大先生もおられるようで、私も被害を受けたことがあります。

今から二十年近く前、古沢先生がもう最後の御病床に伏せておられましたとき、古い日記帳や、ノートや、いろいろ書かれたものを私におあずけになり、自分の記録を本にしてほしいとおっしゃっておられました。私は夫と別れて新潟から上京したばかりで、協同出版社から『茶の間に幸せを』という本を一冊出しましたものの、出版社に顔がきくわけでもなく、どうしたらいいのか悩んでおりますと、遠方からしばしば上京されては先生を見舞っておられた大学教授が、自分の依頼されている出版の予定を古沢先生の御本にしてもいいと申し出でられたとのことで、先生の御病室でその教授に引き合わされました。

教授の御意見では、古沢先生は大変偉い方ではあるが、世間的なネームバリューがおありにならないから、先生の記録はもちろん大切だがそれを半分に抑えて、あとの半分は自分のほうから出すテーマに添ってもらいたい。そうして精神分析の本として出すほうが、世の中に受け入れられるだろうということでした。

先生がいつまで御存命下さるかまったくわからない状況でしたから、私は生活に追われるなかで徹夜を重ねて、大急ぎで原稿を仕上げました。教授は、出版社に対して責任があるから原稿は全部自分が目を通すといわれますので、できたものを送りますと、しばらくして念のためにコピーはとったがこんな下手な原稿は使えないと、全部送り返してきました。

大急ぎでした仕事だから、やはり粗雑だったかと恐縮して返却されたものを見ますと、先生のノートからそっくり引用した箇所などにもパッと赤い斜線が引いてあったりして、デタラメとか、コジツケなどと赤字が入っているので、この人は分析のことがわからないのかなと不思議に思いました。それでもあわてて雑な仕事をした自分が悪いのだからと、できるだけ教授の意に添うように書き直しているうちに、大手出版社からその教授の精神分析を扱った著書が送られてきました。教授の御専門は精神分析ではないので、不思議に思いながら拝見すると、下手で使えないはずの私の原稿が原文のまま使用されているところもあり、教授からの注文で書いた部分はダイジェストされていて、一冊の本の三分の二はそういうもので埋められています。しかも肝心の古沢先生の記録はみな切りすてて、あとの三分の一が教授の教室の実例です。教授の注文で書いた部分には私のオリジナルな意見もあって、それがそっくり教授の著作になっているのには呆然といたしました。

呆然となった後にカーッとなって、手紙で詰問すると、お金が五万円送られてきて、もう一度カッとなったことでした。しかし、末の息子が大学に入ったばかりで生活に追われているので、それ以上争う余裕もなく、どうしようかと考えているうちに先生が御逝去遊ばし、私は何もかも面倒くさくなって、それきりになってしまいました。

この教授が出版社から著書を私に贈らせたのは、罪悪の意識がまったくなかったからだろうと思います。大学の先生は、お弟子にテーマを出して研究させるのがお仕事でもありますから、結果を自分の名前で発表しても、当然の場合もありましょう。そういうことになれ切って、まったく部外者の私まで同じに扱ってしまわれたと理解すべきでしょう。

しかし、私が新潟を去るときに、きっと何かの役に立つだろうからぜひ本を一冊お出しなさいと御親切におっしゃって下さって、協同出版社を紹介して下さったのは、当時の新潟大学の教授（後に東北大教授）黒田正典先生でした。私は黒田先生に深く感謝するとともに、大学の先生はお弟子を育て、引き立ててゆかれる御立場なので、そういう御配慮がだれにでも及ぶものなのかと、心中深く尊敬したことでした。

当時の新潟大学精神科教授の故上村忠雄先生も、フロイトを読む会をしたいからあなたが世話をして下さいと、場所を提供して下さり、週二回の会合を私のようなただの主婦にまかせて下さり、けっして尊大な御様子はありませんでした。

そういう教授にばかり御縁があったものですから、この教授のなさり方には相当にびっくりしましたが、それは驚くほうが甘いのです。世の中、どんな階層にも、0歳人、一歳人、二歳人がいてあたりまえですし、どちらかというと出世には一歳人的要素が強味になりますから、偉い方のなかには、かなりきつい一歳人がいるのが当然でしょう。

そのころはまだ、パラノイア気質についての認識がほとんどなく、古沢先生から主人を更年期パラノイアといわれても、深く考える余裕もなかったので、教授はその立場からの習慣で私を弟子扱いにしたのだろうと思って、放っておくことにしました。私が腹を立てて詰問状を出したのがよほど意外だった様子で、その後、私のことをナルチストだといっておられると耳にしましたが、お弟子なら私のような態度をとる人はいないだろうから、あちらもさぞかし驚かれたのでしょう。

この教授は、古沢先生の御病床を上京されるごとに見舞っておられたようですが、それがいつの間にか、古沢博士の教育分析を受けたということになっていたりするあたりも、かなり濃厚な一歳人かと思われます。一歳人の自分を誇大に思う傾向は、いわゆる辺幅を飾ることになり、利用できるものを利用しているうちに、歪曲も真実になってしまうことは、よくあることです。

この教授は非常に高名な方で、大学を退官されてからも、人格者として多くの崇拝者を集めておられます。これも話をきく人が「その言に魅了せられ真実と信ずる場合多きものなり」というパラノイアのあり方であり、パラノイアのカリスマ性ということかと思います。

みかえりの要求について

人のものはオレのもの、オレのものはもちろんオレのものである一歳人から物をもらうときは、必ずみかえりが求められていることを考慮に入れるべきです。物質でなくても何らかの親切、恩恵を受けるときは、とりあえず服従というみかえりが暗黙のうちに要求されていると思って間違いないでしょう。

もっとも一歳人のみかえりの要求には、ものに対する自他の認識が希薄だということだけではなく、喝采症候群としての要素が大きいと考えるべきでしょう。一歳児がかわいらしい手で何かを持って来てくれれば、人は大喜びしてお礼をいい、頭をなでてほめるでしょう。いい子をするのはお利口とほめてもらいたいからであって、ことに母親の喝采こそが一歳児にとっては何ものにも代え難い報酬なのです。それを思えば、一歳人の贈与は贈与でなく、喝采を得るための投資であるといえます。

もちろん、大人の世界ではその喝采が必ずしも賞讃である必要はありません。愛情は物に置きかえられますから、物質的利益は喝采に代わる重要なものでしょう。また服従の約束、奉仕の誓いも、よく求められるものなので、こちらがそのつもりでなくても、好意を受けただけで家来にされてしまうこともあります。

そういえば、前記の教授も私に原稿を書かせることになると、一人の青年を紹介してよこしました。青年は東京の人ですが、大学受験に失敗してからノイローゼになり、二、三の病院を巡ったあげくに、教授の高名を慕って遠いその大学まで行ったということです。家が東京ですから、私に分析をしてみるようにということでした。

会ってぼつぼつ話すのをきいているうちに、おそらくこの青年は分裂病の境界にいる人だろうと感じました。大学受験に失敗したから具合が悪くなったのではなく、その前からもう退行していて、机にしがみついていても勉強の効果はあがっていなかったと思われます。教授にそういう意見を書いて送りますと、折返し教授からは、今まで彼をみた人でそういう診断をした人はいないが、おそらくあなたの診断がいちばん正しいだろうと思われるので、よろしくお願いしますという返事がきました。

だんだん青年も私に親しんでくれるようになり、母親に対する気持ちなど少しずつ話しはじめたころ、例の一件で私が怒って教授に文句をつけたのですが、著書のこととは別に手紙がきて、その青年は分裂病とわかったからには、医者でもない人間にあずけておくわけにはゆかないから、自分の大学病院に引き取るといってきました。

分裂病というのは、こわれた鏡に映る像のように、心の内部が支離滅裂になっていると一般に思われているようですが、実際に分裂するのは自己の内部でなく、自己と外界であって、他者との交流がなくなる状態であると私は理解しています。心のシャッターを降ろしてとじこもってしまうので、傍にゆくと冷えびえとする感じです。うつ病も分裂病と同じように閉じこもってしまい、何をするのもいやになって、ふとんをかぶって寝こんだりしますから、一見したところは似ていますが、分裂病の人がとりつくしまのないのとは違い、何かを求めている気配があって、どこか雰囲気が違います。うつ病さんは黙って傍にいると、何となくふとんから顔を出して文句をいいはじめ、うんうん聞いていれば、結構いろいろと訴えます。ただし、どんなに善意でも励ましたり意見したりすると、たちまちふとんにもぐってしまいます。

分裂病すれすれのホトンド病気でも、ホントの分裂病でさえなければ、時間をかけて根気よく口を開くのを待っていれば、少しずつなじんでコミュニケーションをもてるようになります。当人も人になじむことが困難な性格なだけに、いったん相手になじめばその関係を大切にするようになり、そこから解決への道がついてくるのです。やっとその糸口にたどりついたときにこっちによこせでは、教授にとって患者は人間ではないのかと腹が立ちましたが、私が医者でないのは身の不徳でどうしようもありませんから、青年を説得して教授の大学に行ってもらいました。

そのころ私は、狭いアパートの片隅を家具でかこって、古沢先生の御紹介の方の分析をしたり、家庭裁判所の調停をしたり、貧乏さえ平気なら生活できるだけの収入があり、無理に仕事を増やしたいという気持ちはありませんでした。そればかりでなく、分裂型人間は何でもどうでもいいようなところがあるのと、摩擦がいやで表面は人に合わせているのに、蕊のところで飢えても魂は売らない頑固さがあり、もともと孤独型で何かに所属することを望まない傾向がありますから、あえて教授の子分になる考えは毛頭ありませんでした。

教授の周囲には出世志向の人がひしめいているでしょうから、私にも当然そういう気持ちがあるものと思っておられたのも無理はないと思います。しかし、家来になるならおこぼれをやろう、いうことをきかなければ投げ与えた餌も取り返すのだという教授のやり方が、一歳人のものであることを理解するようになったのは、ずっと後にパラノイア気質についての認識を深めてからです。

前に書いたとじこもり令嬢の伯母様も強烈なパラノイア気質ですから、お母様が一生懸命事業に協力していたころはどんどん物をくれて、お母様が反抗してからは、あげた物をほとんど取り返しました。その物というのが、私どもの考える程度の物ではなくて、何億というお母様名義の不動産から、令嬢の成人式に着た何百万の着物にいたるまでなので、びっくりしてしまいます。とくに不動産では、伯母様が買いあげたことにして名儀は書き替えるがお金は払わず、売却の税金はお母様が払うというむちゃくちゃなので、見かねて紹介してあげた弁護士さんも驚いておられました。弁護士さんのおかげで生活できるだけの物は残ったから、これで十分ですといわれるお母様は0歳人で、一歳人に喰われる人だったらしく、姉とはなれてみて魔法がとけたような気がします、といわれるところは、前記のボンヤリ病の奥様と似ています。

0歳人がすごい一歳人といると判断力がなくなるのは、防衛とも、退行現象とも考えられますが、いったん目がさめたようになると分裂気質の蕊が出て、どんなに損をしても降参してゆく気になれないようです。それはまた、おっぱい——つまり生きる糧——さえ十分にあればよくて、それ以上の欲が発達していないのかもしれません。0歳人は結局、世渡り下手のマイナー人種です。

物欲と一歳人

私は、一歳の幼児の物に対する認識を基本にして、一歳人の物に対する態度を述べてみましたが、精神分析学では、排泄物への関心が後の物質に対する態度に大きく影響することを指摘しています。とくに、肛門愛後期の括約筋の発達にともなう保持の傾向は、溜めこむ性質のもとになり、糞便は金銭に置き換えられて吝嗇になるといいます。

そういう考え方でみると、肛門愛前期は括約筋がよく働かず、心ならずも出てしまうので、絶滅感や喪失感の時期だといいますから、この時期の定着は物質的には浪費の傾向になるのかもしれません。たしかに、浪費の傾向は見られるようですが、とくにきわ立った一歳人の場合、浪費といっても自分自身のために限られているようです。むしろ、自分の唯一の生産物であり、確実な所有物であるはずのものが、むざむざと押し出されてしまうことへの残念無念が、反動的に出しおしみになることが多いように私はみております。

ただし、肛門愛後期の固着からくる物質への関心は、物の価値を認識している明確な所有欲となっているのに比べて、肛門愛前期の固着では、ただ出すのが残念なのだというとりとめなさがあるように思われます。しかも前述したように、それが自分のことならいくらでも浪費してしまう人が多いようです。

ここに一人のおかしな青年がいまして、とりあえずA氏と呼びましょう。あるお金持ちの家にいつの間にか居候に入りこんでしまったり、人の物を自分の物のように使って返さないというような特技があって、かなり病気に近い一歳人です。一歳人には〝人のものも自分のもの〟が物質だけでなく、いろいろな面に出ますから、一種の侵入性というべきものがあって、うっかりしているとどんどん生活に踏みこまれてしまうことがあります。私などが毎日のように長電話で悩まされたりするのも、パラノイア気質の強い人にかぎります。

A氏は別に分析をしていたわけではありませんが、いろいろいきさつがあって、何回か話をききました。ある日、借りたものを返さないということについて、次のように説明したので、なるほど一歳人の物に対する感覚はそんなものかもしれないと感心したことでした。

「ぼくは昔から自分の物をしっかりする能力が、すごくないってのは事実ですね。だから学校でも忘れ物が多かったんだなあ。自分の物をちゃんと管理する能力がないなあ。それはなぜだろうなあ。とりあえず何でも借りてきて、自分んとこへ置いとくんですね。そうすると自分の物と人の物の区別がつかなくなり、いきなり面倒になっちゃうんです。どこまで人の物か自分の物か、はっきりしませんからね。

どうも中学ごろからいろんなガラクタがあって、オートバイの部品とかテレビのこわれたのとか、そこにあるだけで楽しいものもあるけど、それだけでなく、物が捨てられないんですね。家に行くと小学一年のノートまでありますよ。物に執着があるのかなあ。そん中のどういう物は捨てればいいんだとか、どれは人の物だから返そうとか、そういう物に対する順位性がないです。物に対して順位がつけられない。

順位がつけられないから、そのへんごっちゃになって、これはたしかにお返ししますっていうものと、これは頂きますってものが判然としなかったんですね。しかし、何んだなあ。こうして話してみると、だんだん自分でわかってくるものだな。つまりですよ。ぼくは人の物も自分の物もはっきりしないのではなくて、自分が物を所有することに抵抗があるんだ。

そうだ。それですよ。物を所有して自分の物と主張することに罪悪感があるから、そんなことをしないとこがあるんですね。これは父親のほうのへんな精神主義の影響かなあ。人の物を自分の物と一緒にして自分のまわりに置いとくと、ごっちゃになるから、そうやって混同させとくことで、自分の物を何も持っていないんだと主張しつづける。ここには人の物が置いてあるだけなんだということです。

父は非常に精神的な人でしたから、ぼくもぜいたく品なんか持つことには非常な抵抗感が植えつけられた気がします。だから電気ストーブなんかも、拝借したものを使ってれば気持ちが安まりますね。ぼくは自分の物だと主張することはもともと好きでないから、自分の名前を物に書いたりはしません。人の物ならそばに置いといても、自分の所有物じゃありませんから安心です」

この理屈のつけ方、強引な合理化の虫のよさが、まったく自覚されていないところは、やはりビョーキというべきでしょうか。A氏は飲み屋の払いもうんとたまっていますが、

「そうやって自然に借りができていることで、ママとぼくの間に混然とした一体感ができるわけですから、きれいに払ってしまうと、縁が切れるようでいやなんですよね。しかし、そうだなあ。これはたしかにお返ししますっていうものと、これは頂きますってものが判然とするようになれれば、お金なんかも、無利子でも安い金利でも、引け目なしに拝借したいと申し出ることができるようになるかもしれませんね」

とどこまでも虫のいいほうに発展してゆきます。しかし、当人は虫のいいどころか、本当に無欲な精神主義の人間であるつもりです。

この虫のいい発想がいわゆる合理化の機制であり、前にも述べたように合理化は他人への弁解でなく、自分自身への無意識的弁解なので、妄想的確信につながりやすいものです。いわば、俳優が演ずるときに役になりきるといいますが、まず自分が思い込まなければなりません。喝采症候群にはこの種の合理化が働きやすく、まず自分を自分の気に入るようにつくりあげ、人にもそう思わせてしまいます。

A氏などは人の家に入り込み、居座るにはそちらの家にもそれなりの事情があったのですが、ちゃんと働いて月給を稼いでいるのに、一銭も生活費を入れていません。その家の車を乗りまわし、ガソリンもその家のツケのきくスタンドで入れます。さぞかしお金がたまったろうと思われるのですが、じつは飲み屋の借金も払わないのではなく、払えないので、どこにどう浪費してしまうのか、自分のことにとりとめなく消費してしまうところは、まさしく括約筋の弱い肛門愛前期の状況そのものです。

A氏はそういう自分の金づかいのとりとめなさについては、男は金のことなどこせこせするものではないと教育されたといっています。前述の借りた物に対する合理化、借金に対する合理化同様、A氏は自分がおうようだと思い込んでおり、置いてくれる家の主婦がもうがまんの限度にきていることにはまったく鈍感でしたから、恐縮そうな様子も、気のひける様子もなくて、実状を知らない人の目には裕福な家の令息にみえました。

自分はおうようでこまかいことはきらいだといっていて、大ざっぱな見積りで事を運ぶ人がいましたが、こまかい計算をしなければ相手方が承知しないと、やっと計算書を出しますものの、必ず計算違いがあり、そのたびに、イヤアぼくはこまかいことが苦手でね、アハハと豪快に笑います。ところがこの人の計算違いは、不思議なことに必ず自分が得をするように間違っているのでした。

欲が深いのに淡白にみせている人が、みせかけているのでなく自分でそう思い込んでいるのと同様、わがままで支配的な人、あつかましい人が、自分はシャイだと思いこんでいて、人にもそう思わせていることがあります。こういう人は深くつき合ってみないと実態がわかりませんから、その実態に閉口させられた、いわば被害者がそのことをいっても、第三者には信じてもらえないのが普通のようです。

実際には、そういう人の妄想的確信には迫力があって、まきこまれた被害者が魔法にかけられてしまいます。権力の世界には、とくにそういう関係が多くみられます。権力者というものは、自分が与えたと信じているよりはるかに多くのものを貪ることによって、権力を維持するともいえます。権力者が与えたものだけを高く評価し、貪られる者も与えられたことだけを強く意識していることでこの関係は維持されますが、貪られる者がそのことに気づけば当然変化が起こります。

平凡な私たちの日常には、それほど過激なことはありませんが、この貪りは口愛後期の口サジズムに加えて、欲求をまるまる満たそうとする一歳的貪欲からくるものなので、程度の差こそあれ、一歳人の周辺には同様の関係がよくみられます。しかも当人は相手の辛棒を喰い物にしていることに無自覚で、ますますのしかかり、のしかかられるほうも自分のこうむる被害について、一種の感覚鈍麻におちいっています。しかし被害を意識しなくても、被害を受けつづければ何らかの形になって、そのひずみが出ずにはいません。

ひずみの一例

なかなかすごいおばあさまがいまして、五十をすぎた娘をお手伝いさん代わりにこきつかっていました。だれが見ても娘が老母の世話をしているのですが、老母は娘を頼る気持ちは自覚せず、自分が面倒をみているつもりで、いわゆる箸の上げ下ろしにも文句をいっていました。

私の親しい女性がこの娘さんの姉のようなつき合いをしていて、ある日この娘さんをつれて相談に来ました。老母は昔、何々小町といわれる大店の一人娘で、それこそ喝采に充ち満ちて成長したのでした。年頃になって結婚し、二人の子供を産みましたが、夫も勝手な人なのか、妻の喝采がなくては片時もいられない性格に辟易したのか、共産党になって中国に渡ってしまいました。終戦後、帰国した夫は女性をつれており、もと小町には十歳も若い男性があって、二人は離婚してそれぞれの相手と結婚しました。

父の家庭も母の家庭も、子供を引き取りたがらなかったので、娘さんは兄さんと二人でマンションに暮らしました。生活費は十分送られてきても、淋しい心細い生活だったでしょう。やがて頼りにしていたお兄さんも病気で亡くなり、娘さんはずっと独身でお勤めをして生きてきました。

何年か前に父親の妻君が亡くなって、父親の世話をするために引き取られ、父も亡くなって、またもとのマンションにもどりました。独りでまじめに働いてきたのと、父親の遺産とで彼女は経済的には恵まれています。

今度は母親の若い夫が亡くなり、母親の世話をするために母の家に引き取られました。老母はすでに八十歳になり、彼女は五十も半ばの年齢です。八十歳の母親は元気いっぱい、毎日仲間を集めて麻雀をやり、娘を叱り、思うままに暮らしていました。娘さんは私のいう分裂気質で、母のいいなりにはいはいと働き、母の気に入らない自分を責めておろおろしているうちに、とうとう全身がブルブル震えるようになってしまいました。

知人につれて来られた彼女から十分話をきき、知人の同情的な解説もきき、自分は意識的には怒っていなくても、きっと無意識はお母様のあまりな身勝手を怒っていらっしゃるかも、と話しましたが、その後震えはおさまったと知人の報告がありました。たぶん、知人と私が十分同情したことと、彼女は否定的ではありましたが、彼女の無意識の怒りを話題にしたことがよかったかなと思ったことでした。

しかし、それから一年あまりたって、また知人からその娘さんのことで相談を受けました。今度は、娘さんはまったく食事を受けつけなくなって入院したというのです。ぜひ見舞ってほしいという老母からの連絡があったということですが、老母は娘のためを思うより、便利な家政婦がいなくなった自分の不自由を訴え、何とか食事をとるように説得してほしいということのようです。強烈一蔵人は自分のことしか考えられませんし、まして老齢のことですから、性格の傾向はますますあからさまになり、知人も不快な思いをしたようでした。

知人としては、娘さんがかわいそうで何とか力になってあげたいが、見舞いに行くについてどんな応待をしたらいいだろうかということでした。

分析的応急処置

「おそらく分裂症の境界まで退行した拒食だろうと思いますから、無意識的に死のうとしておられるのでしょう」

「まあどうしましょう。あの人は死んでしまうのですか」

「このままなら何も受けつけないで、死んでおしまいになるのでしょうね。痩せたいから食べないというような拒食とまったく違いまして、当人は食べないつもりはまったくないのですけど、体が受けつけないのだろうと思いますよ」

「それじゃ私、どうしたらいいでしょう」

「かまわないから、お母様の悪口をどんどんいってごらんなさい。あの方はお小さいときからお母様の身勝手で捨てられていたのに、お母様が不自由だからと呼びよせられて、御自分がしつけも何もしないくせに、自分のやり方に合わないからと、一日中にやかましく文句をいうお母様に、どんな深い怨みがあっても不思議でないのに、きっとその怨みを抑圧して感じないようにしてられるのでしょう」

「そんなもの、どうして抑圧しなければならないのでしょう。小さい子供でもないのに」

「分裂さんは小心で、こわがりなんですよ。それにやっぱり母親に長い年月あこがれておられたんでしょう。やっとお母様と暮らすようになって、そのお母様とけんかするのは、こわいし、悲しいし、淋しいし、けんかしないためには怒りを感じないようにするほかないんじゃないかしら。そういう危険な感情は、感じるとすぐ、よく感じないうちに抑圧してしまうんですよね。お兄さまに先立たれて、長い間、孤独な生活をされた方だから、母親に対しての幻想があって、その幻想をこわすような現実には目をつぶっていたいのでしょう。でも、怨みや腹立ちは実際にあるんですから、抑圧されてもそれなりの働きをしますよね。こういうとき、攻撃力が強いと、内向した攻撃力が自殺になるけど、あの方はそういうエネルギーも不足してて、なしくずしに死んでゆく形になるのでしょうね」

「あの人をどうしたら生かすことができますの?」

「しょうがないから、あなたが思っていらっしゃるあのお母様への悪口を、どんどんおっしゃってごらんなさい」

「大丈夫でしょうか」

「たぶん大丈夫でしょう。乱暴な分析ということをフロイトがいってまして、被分析者の無意識がまだその段階でもないのに、分析者が自分がわかったからといって、深いところの解釈をするのは有害だというのです。でも、あなたがあちらのお母様をどう思っておられるかということは、あなたの責任でお母様の悪口をいうのだから、別に分析の解釈を押しつけるわけじゃないでしょう。本当はあの方の無意識をあなたが代弁しておあげになるのですけど、それはあくまでもあなたのお気持ちなんだから、かまわないのです。あの方は、あなたの代弁で気持ちを軽くされるでしょうが、そのことを意識される必要はないのですよ」

知人はさっそくお見舞いに行きましたが、

「人間の無意識って、ほんとにおそろしいものですね。本当にあの人の身体はお母様から逃げるために死のうとしていたのです。看護婦さんのお話では、入院したときは点滴も受けつけなかったのだそうです。点滴をすると、すごく気分が悪くなるとか、いろいろ拒絶反応が出て点滴ができないので、手のほどこしようがなかったのですって。それをお母様がそばで、何か食べなければいけないとか、ガミガミお叱りになるので、とうとうお医者様からお出入り差し止めになってしまって、お母様がいらっしゃらなくなったら、点滴をちゃんと受けつけるようになったそうですよ」

という報告です。知人はかまわずお母様の身勝手さ、口やかましさを非難して、娘さんに同情するようなことをいったそうです。

「でもあの人は、母は無邪気なのよとか、苦労知らずですけど根はいい人なのよとか、何といっても母一人子一人で私たちはお互いに頼り合っていますの、とかいって、お母様をかばっているのです。私はかまわずに、あなたにとって大事なお母様でしょうけど、私からみたらひどい人ですわって申しました」

「それでよろしうございましたよ」

「でもあのお母様、一人暮らしは不自由だからって、麻雀のお仲間のお宅にお泊りになっているんですって」

「そんな他人様のお家に、そうそう御厄介にはなれないでしょう」

「まあ御交際のひろい方で、何人かは順番に泊めて下さるでしょうけど、限度がございますわね。お泊りするところがなくなったら、どうなさるのでしょう」

「きっと御病気なさいますよ」

そういっているうちに、娘さんのほうはお母様から離れたせいか、知人の応急処置の効果か、おそらく両方でしょうが、だんだんおもゆからおかゆが食べられるようになり、もう大丈夫だろうとほっとする状態にまで回復しました。ところが、お母様のほうが泊り先がなくなると案の定、高血圧症になり、娘さんの病院に入院して来ました。先生がお部屋を別室にされたそうですが、ちょい娘のところに顔を出し、また娘さんが悪くなり、知人が見舞うともち直すということをくり返しながら、次第に娘さんは回復してきました。

知人は私に、自分が老母の悪口を娘さんにいうのは、出すぎたことをしているのではないかと不安になるといっていましたものの、知人の足が遠のくと娘さんがまた悪くなるふうで、やはり当分無意識の代弁は必要だということがはっきりしました。

老母のほうは退院できるようなところまできていますが、娘と一緒に退院するとがんばっています。おそらく娘さんは、老母が老人ホームにでも納まってくれなければ、本当に元気にはなれないのではないかと、知人と私は話していますが、とりあえず命をとりとめたのは、知人の応急処置の効果であろうと私は思っているのです。

一歳人の0歳面、二歳面

この娘さんは自殺するだけのエネルギーが不足していると申しましたが、自分を殺す、人を殺すという殺意は、嚙みくだく攻撃力であって、歯の生えてくる口愛後期のものと私は考えております。

自殺はこの噛みくだく破壊傾向が内向して自己に向かったときに、自分自身を噛みくだくのではないでしょうか。

この噛みくだく攻撃力が外に向けば、殺人になります。精神医学では分裂病の概念が拡大されていますので、被害妄想からオレがやらなければやられると思って殺人を犯すような場合、分裂病と診断されているようですが、この殺人の破壊力、攻撃力は、一歳人のパラノイア傾向に属するものでしょう。

リビドー編成の表によれば、口愛後期の固着による病状は躁うつ病的障碍となっていますので、うつ病で自殺が最も警戒されるのはよくわかる気がします。しかし、前に説明しましたように、私は口愛後期をパラノイア傾向の時期とみて、躁うつ病を肛門愛後期におくほうが納得がゆくように思っていますので、躁うつの人がうつになったとき、自殺をさせる原動力は、二歳人のなかに含まれる一歳人の部分ではないかと考えています。前に引用させていただいた内沼幸雄教授が、パラノイアが二大精神病の両方に向けた二つの顔をもっていることは確かである、といっておられますことにまったく同感です。内沼先生のこの御著書は『対人恐怖の人間学』という御本で、パラノイアも、パラノイア性対人恐怖として扱っておられますが、

「パラノイア性対人恐怖こそ狂気の中核であって、二大精神病はむしろその辺縁に位置するものとみなされる」

といわれたところや、分裂気質や躁うつ気質について、

「分裂病患者の病前気質は表面対自性優位にみえることが多いが、よくみると著しい対他性優位が、また躁うつ病患者ではその逆が潜在してみられることが少なくない。また患者を治療していて、分裂病患者ほどに人のいい人間は珍しく、他者を拒みながらもしばしば他者への強烈な関心、依存、愛情欲求を見せるのに対して、躁うつ病患者ほどに自分勝手な人間はなく、他者に助けを求めながらも、あっけにとられるほどの自己本位を見せるのに驚かされるといった経験は、精神科医の共通した経験といってもよいほどであろう。」

といっておられるのはまことに同感です。そして躁うつ病患者の地金は「他人はあって無きがごとき存在」であり、分裂病患者の地金は「自分はあって無きがごとき存在」だといわれるのは、失礼ながら私が育児のなかから、0歳児のあり方、二歳児のあり方に、分裂気質、躁うつ気質の基本を置くことと一致するように思われます。

0歳に強い固着があるということは、人生の最初に失望しており、自分の存在が受け入れられていないと感じているので、自分はあってなきがごとき存在という実感が、精神の基本にあります。前述の娘さんのように、失望のあまり命が消えてゆくような形は、まったく分裂気質のものです。ここに一歳児の傾向が加われば、自殺になるでしょう。この場合、口愛後期の問題は横に置いても、自ら命を絶つ行動があるほうが、はるかに自己の存在の主張があるわけです。

もしこの娘さんが二歳人だったら、こんなお母さんとは大げんかをして、老人ホームに叩きこんでしまうことでしょう。一歳人と二歳人の混合型であれば、殺傷沙汰にもなりかねません。

老母のほうは、完全に躁うつパラノイアです。躁うつの地金である、他人はあって無きが如き存在、というのに加えて、「他人はすべて自分に奉仕すべき存在」という断乎たる確信があります。この「他人はすべて自らに奉仕すべき存在」というのが、パラノイア気質の地金であると私は思っています。いってみれば喝采症候群も、他人はすべて自分に注目し喝采を送るべき存在である、ということになるのでしょう。

一歳人と気分の波

躁とうつの気分の波は、養育者への愛憎の相反性に根ざしていると私は考えておりますが、この養育者に対する両極性は口愛後期からはじまりますので、一歳人、パラノイア気質にも波があるということになります。

アンビバレンツ期以前の分裂人間にはこの波がないとはいえ、年中無気力で、外圧が加わらないとなかなか行動できないので困るとは前にも書きました。ただ、人が来てくれなければ何もできない0歳児も、一人で寝ながら頭のなかは何か考えているので、分裂型0歳人もそっとしておけば、何か一人でしこしこやっているものです。ただそれがあまり社会性を持たない傾向がありますから、二歳人から見たら、さぞかしはがゆいことでしょう。

本題からはずれますが、こういう人間は人交わりを強制されるとかなり苦痛なものですし、一人で好きにさせておいても別に人の迷惑になるようなことはしませんから、放っておけばそれなりの仕事はするのです。学者、芸術家などにこのタイプの人をみるのも、自らにもぐりこむ傾向が狭く深くきわめてゆく仕事に向いているのでしょう。

0歳人の声は小さく、一歳人、二歳人の声が大きいために、世間の常識はとかく一歳、二歳型になりやすく、人間は一人では生きられないのだから、仲間や友人がなければいけないと一般にいわれます。しかし、一人で仕事をして、仕事の関係者と必要な交渉が持てれば、それ以上人づき合いをしないでも生きてゆけるし、それが当人にとって楽なら、あえて干渉する必要はないと私などは思っています。友人がないのはいけないのだという社会通念にとらわれて、0歳型の子供に社交性を与えるべく無理をさせると、よけいにこじらせて、思わしくない結果を招くことになります。

気分の波が高くなれば躁状態になり、どうしても自己主張が強くなります。一歳人、二歳人の声が大きいといったのは、ともに躁状態があって、そのときの発言力の強さをいったので、社会通念はこの躁的な声で決まることが多いでしょう。

一歳人の波が0歳人の上にかぶさっているときは、一歳的傾向が軽ければ、前にも書いたように、やる気の時期をつくるので都合がよいのですが、一歳傾向が強くあるとなかなか複雑な動きをします。口愛後期のかみつきが波にのって高まると、まわりの人間がみんな気にくわなくなり、基本にある0歳の内向のために、そういう自分もいやになり、まったく仕事ができなくなるが、波が低くなるとエネルギーが適度になって、仕事が順調になるというような人もあります。

二歳人の躁状態は、おおむね陽気で、度がすぎればばかばかしいのを通りこしてはた迷惑ですが、高まりが極限にくると怒り出す人がいます。この怒りは躁病の一病形と考えられていますし、口愛後期こそ躁うつの基本であるという意見を尊重すれば、それが当然のことといえます。しかし、躁うつと分裂の中間にパラノイア気質を置くという考えをすすめると、躁うつも分裂も、一歳傾向が加わると怒り病になると考えてもいいようです。

お母さんが一歳人なら

いろいろとりとめなく述べてきて、読者もあきあきされたでしょうし、私もうんざりしてきましたので、一歳人のお母さんについて少し考えてみておしまいにします。

だいたいごらんいただいた一歳傾向が強いということは、競争社会向きの性格ではありますが、子供を産み、育てる母親向きではないことは御理解いただけると思います。事実、子供さんを困った状態に追いこんで相談にみえるお母さんには、強い一歳型の人が多いように思われます。

一歳人は勝気で少しの批判もきらいますから、助言も忠告も、一歳児のしつけと同様に、ほんの少しの塩味のつもりで用いないと受けつけません。よく話をきいて同情しつつ塩味をきかせますが、うっかりすると同情のほうだけ受けとって、自分の正当化にこちらが利用されたりします。

こちらのいったことが気に入ってくれればしめたものですが、前述したように、それを自分の意見として、いった本人である私がきかされることもあります。そんなときは、要するに子供さえよくなればいいのですから、よいところにお気がつかれましたねとほめておけば子供のためになりますが、それも下手をすると、うのぼれを助長しますので注意しなければなりません。うのぼれの結果、今度は自分が問題児の親の相談を受けるようなことをはじめると、世の中にとって有害です。

それでなくても一歳人には、小児誇大妄想の名残りからくる自信がありますから、子供は母を恐れます。ある青年が、慈善事業に活躍しているクリスチャンのお母さんについて、次のように話したのが、何でもない話のようでいて、私の印象に残っています。その青年の小学生のころ、家中で外出して夜になってもどると、ちょうど空巣が入ったところで、驚いてドロボーと叫ぶと空巣のほうも驚いて逃げてしまいました。

「そのドロボーは、とっさのことでどんな人かぼくたちにはよくわかりませんでした。その後だいぶたってから、母がぼくのことをチョットチョットと呼んで、自転車に乗ったおじさんのことを、あの人がドロボーよって教えたのです。どういうわけかぼくはそのことを鮮明に覚えているのですが、ドロボーなんてめったにないことだからかもしれませんがそればかりではないみたいです。子供のぼくにあの人がドロボーだと本気でいった母が、何だかとても気味が悪いような気がして、ぞっとしたから覚えてるのだと思います」

こういう自信は、思いこみ、固定観念をますます強くし、自分のかくあるべしに合わないところを許すことができません。それに貪欲の人は、自分の譲歩がよほど苦痛なためか過大評価するので、譲歩したつもりでも少しも譲歩になっていないことがよくあり、結局、子供はいつも親の貪欲に押しつぶされています。たとえ私が悪いと反省するようにいっても、それはいうことに何かのメリットがある場合であって、実際に改める行動に出ることはなく、むしろいいつのることで相手を引き下がらせてしまいます。

こういう母親に迎合して疲れはてた子供たちは、迎合をやめて反社会的になるにしろ、閉じこもって現実を拒絶するにしろ、世の中にいろいろな意見、感想があってさしつかえないのだというこ とを理解することが困難です。それを理解させることに成功しただけで、病的な状態から脱出できたケースもあります。

以前に出した『0歳人・一歳人・二歳人』という私の著書には、合理化は能動的な二歳人に多くみられると書いたのですが、以後数年を経て、今は合理化の機制が最も鋭く働くのは一歳人であり、0歳人でも一歳部分を持った人は合理化がうまいと考えています。

この合理化は自分をだまし、人もだましますが、最も密接な関係にある子供の直感をだますことはむつかしいでしょう。フロイトは、親子や夫婦などの密接な間では精神感応と呼ぶべき心的作用が働くのではないか、それが相手の無意識を鋭敏にキャッチしてしまうのではないか、といっています。子供たちは母のそのような点を鋭敏に見抜きますが、見抜いたことを抑圧してしまうので、心の障害のもとになります。

しかし、一歳傾向のなかで母親として何よりも困るものは、いつも自分が一番でなければならないところでしょう。一番であろうとすることには絶えず比較がつきまとい、比較のあるところに嫉妬がつきまといます。私はパラノイア気質を、ネタミ・ウラミ・カラミの〝三ミ気質〟などということがありますが、ネタミ、ウラミの強い母親は、外に向いてはわが子を人の子と比較して、わが子より優れた子がいればネタミ、内に向いては、たとえわが子でも自分より優れていればネタミます。子供はよその子より優れていなければならないが、母親より優れているところは押さえられてしまいます。もちろん、押さえる側はまったく無意識です。子供のためといいながら逆効果のことをしてしまい、こんなに心配してもダメなのだからもっともっと、と逆効果を重ねるようなことをしてしまいます。そして押さえられた結果、よその子供に敗ければ、お前のためという大義名分のもとにしごかれることになってしまいます。

また嫉妬深い人はいつでも自分が中心でないと気がすまないので、自分とA、自分とB、の関係しか認められず、自分を抜きにしてAとBが親密にすると不快になり、まったく無意識的に妨害したりします。もしそういう母親であれば、夫と子供の間にも無意識的に立ちはだかるようなことになります。もちろん、当人は自分のしたことにまったく自覚がありませんから、うちの家族にも困ったものだと思っています。

私はとくに女性だけを攻撃するつもりはありませんが、子供たちにとって胎内からつき合っている母親が唯一無二の存在であるから、とくに母親の場合を考えるのです。フロイトも「精神分析学の最も適用されるべき分野は、精神をなるべく健康に育てるための幼児教育の分野である」といっていますが、それをするのが母親なのですから、とくに女性に考えていただきたく思うのです。

一個の人間として、一人の女性として、思うように生きるためには、他人はすべて自分のためにある存在として人を操縦し、周囲を支配するためにあれこれと作意するのもいいかもしれません。しかし、子供を産めば、わが子としてこの世に出て来た存在に責任を持たなければなりません。

会社の仕事なら部下の功績を自分のものにし、自分の責任は部下に押しつけて一歳人ぶりを発揮して出世するのもいいかもしれませんが、わが子は抜き差しならずわが子であって、いずれそれではすまない結果をわが身に引きうけなければならないのが母親です。もっとも、その期にいたっても責任をとらず、ひたすら被害者意識で世をうらみ、夫をうらみ、子をうらんでいる母親もありますが、それでは自分も子供もあまりみじめでしょう。

このうっとうしい著作を反面教師として、お母さんたちが御自分の一歳的部分を昇華する工夫をして下されば、どんなにありがたいかしれません。それにはお父さんにも協力していただきたく思います。赤ちゃんは胎内から母親になじんでおり、母親に抱かれ、母親のお乳を吸うのがいちばん自然なので、父親にミルクを与えたりオシメを替えたりしてもらいたいとは思いませんが、お母さんが良い母を志しているなら、それをフォローしてあげる男性であってほしいのです。

あるお母さんから、良い母であるにはどうすべきかわかっても、心からそうするためにはどうしたらいいのですかと質問されたことがあります。私は人間は仏でないから、心底から理想的であることはできないであたりまえでしょうと申しました。

自分の不徳を認識したら、自分に作意することだと思います。心からでなくても子供にそれが必要なら、にこにこしたらいいでしょう。それを偽善といっても、子供がにこにこしたお母さんを必要としていたら、にこにこしたお母さんを子供にプレゼントすればいいし、少し塩気が必要なら塩気をあげたらいいでしょう。ただ、すごく塩ッ辛くしたいときにも、少しにとどめる作意をすることです。

人を支配・操縦するための作意、この子をどうしてやろうという作意なら罪深いことと思いますが、この子に贈り物をするために自らを作意するのなら、内心に多少ととのわないところがあっても、許されるのだと私は思っております。それは母親だけでなく、父親も心がけるべきですし、人がみなお互いにそれができたら、世の中はもうすこし穏やかになるだろうと思います。

第三章　喝采症候群の終焉

だいぶいやな話を書き続けてきましたから、最後は少し明るい話題で終わりたいと思います。それには喝采症候群の名づけ親のＩ氏の分析が、どういう形で終わったかを報告するのがよろしいかと思います。

もともとＩ氏は教育分析という名目で紹介状を持って来た人ですが、一流会社を棒にふって、司法試験を受けるつもりが、もうひとつ気がのらないところに悩みがあったのは事実です。

「やる気が出ないのと、男性としての覇気がないのは、同じ根を持っていると思っています」とＩ氏自身でいっており、勉強の気がのらないのと同時に、女性に対しても若々しい情熱が湧かないところがあり、それが彼のもう一つの悩み――ひそかな悩みであったのです。彼には最初に述べた一歳の問題が基本にあるのですが、御承知のようなお母さんですから、エディプス期の対応も悪く、女性への感情が円満に発達していないところがあります。エディプス期の母との愛情関係は、（女の子なら父との関係ですが）後の異性関係の原型になるといわれています。もっとも必ずしも母に似た人を選ぶという単純な型で出るとはかぎりません。

I氏のエディプスの時期はお父さんの仕事が最盛期で、「母は店が忙しいし、オヤジの機嫌ばかりとっていて」という状態で、相変わらず、お母さんにふり向いてもらうには大変な努力をしなければならなかったのです。エディプス以前は自己愛の段階ですから、愛されるために慕い、世話されるために求めていた母に、エディプスになればこちらから愛を捧げるようになります。幼いながらも愛する志の芽が出るときで、その芽を育てるには親たちが彼らの気持ちをみとめることが大切です。

それはまだ不器用で、ものの役にも立ちますまいが、男の子はお母さんの力になりたがっており、女の子はお父さんの世話をしたがっています。親としては別にちやほやすることもないし、お世辞を使う必要もありませんが、志を受けとる配慮がなければいけません。せっかくだけど邪魔になるようなものですが、忙しまぎれにうるさい、あっち行けなどという態度はいけません。少しまどろこしくても、ありがとうといって受けとるべきでしょう。

エディプス期の男の子は、及ばずながら母の騎士になりたがっており、その意味で父がライバルですが、大きくて強い父に恐怖心が起こりますから、結局は母を断念して父の心をとり入れ、母を思うエネルギーを勉強に向けるようになるのが順序だと、フロイトはいっています。この父への恐怖心をフロイトは去勢される恐怖だと指摘していますが、それはペニスを持っていることに誇りを感じた男根期の最終的な位置にエディプスがあるからとも考えられるでしょう。

　このエディプスをうまく乗りこえさせ、円満な成長に導くには、少なくとも父母ともに子供の成長をみとめて、異性親は子供なりの思いやりをありがたく受けてよろこび、同性親は子供の能力に見合わせて少しは自分の役割を譲ってやるべきです。

　I氏もこの段階で満足な扱いを受ければ、喝采症候群もなだめられて減量できたかもしれませんが、働き者の猛烈お父さんと、お父さん一辺倒のお母さんでは、喝采症候群は増幅されるばかりでした。しかもI氏にとってその上の不幸は、小学三年生のときにお父さんが病死してしまったことです。

　小学時代はエディプスの後を受けて父に同一化する時代なので、がんばり屋のお父さんを亡くしたことは、男の子としての良き手本を失ったことになります。しかも無意識的には母を独占して渡さない父への怨みが、その父の死にあって罪悪感に変わってゆくという深刻な問題があります。ただ、そのときお母さんがI氏や兄さんの手をとって、これからはお前たちが頼りだから一緒に努力しようというようだったら、失望に終わったエディプスの修正になり、I氏のなかに母を守ろうとする男性的傾向が高まったかもしれません。しかし残念なことに、お母さんは、むしろそれが三人の子供を抱えたお母さんの当然ななりゆきでもあったのでしょうが、店のことや財産のことの面倒をみてくれる親切などこかのおじさんにばかり頼って、ますますI氏は振りかえってもらえなくなりました。
こういう不幸な経緯は、はじめに取りあげたような、母親に仏とまでいわせる異常な努力をI氏に強いるとともに、I氏に女性を恐れさせる気持ちを植えつけたと思えます。あくまでも母を求めながら母に失望させられていることが、女性とは無限の奉仕によってようやくふり向いてもらえる存在という無意識的観念になっていて、彼の女性に向かう勇気をくじいてきたのでしょう。おそらく、彼にこの母を喜ばせるに足る人並み以上の高い能力が生まれつきにそなわっていなかったなら、彼は明らかな精神障害に陥っていたと思います。
エディプス期にまで立ちもどり、分析が終わりに近づいたある日の自由連想法で、彼は次のようなことをいいました。

――前略――

「このごろずっと憂うつで、先生にも憂うつだ憂うつだとしつこくいってきましたが、今はとても楽な気分になっています。じつは何気なく昔読んだ印度の詩人でクリシュナムーティという人の本を手にとって読んでみると、これはちょうど今の自分が求めているものだと、とても不思議な気持ちになってしまいました。以前読んだときにサイドライン引いてるところを読み返してみると、いってることは非常に単純なんですが、何だかほっとしたようで、憂っぽい気分がとれた感じがしたのです。

まあいえば、他人のようになりたいとか、理想を達成しようとか努力することが矛盾の原因だとその本に書いてあるのです。どうもこうして言葉にしていってしまうと単純なんですがね。いっさい、他人との比較とか、理想との比較を捨てて、あるがままの自分をみつめることだというのです。まあ、かなり観念的ないい方ですが、たしかに比較を捨てれば人生は楽になるだろうと思っているうちに、他愛ない話なんですけど、楽になりましてね。

考えてみると、二十代には強烈に人と比較してはきりきり舞いをしたり、絶望的な気持ちになったりしてあせってみても三十の大台にのってみれば結局いろんな意味で落ちこぼれているといえる現状なんですね。この現状だからクリシュナムーティがああそうと素直に受けとれるのでしょうかね」

――後略――

連想が終わってから、この部分が今日の主題であることを話し合いました。

「人と比べないことはたしかに大切なことですね。自分は自分、人は人なのですから、人と比較せずにあるがままで暮らせれば、人生の達人といってもいいでしょう。それがなかなか、口でいってもできるものではありませんから、以前お読みになったときもアンダーラインを入れているのに、そのままになってしまったのでしょう。あなたの分析ももう一年すぎて終わりに近づいてるから、改めてそれが本当にわかるところにきてるのだと思いますよ」

「そうですかねえ。年のせいで無情を感じてるんじゃないですか」

「そんな年じゃないでしょう。まあキリキリと比較で生きてこられたから、無情も早く感じるということもあるかしれませんけどね。キリキリ度が強くて疲れて、この数年のおちこぼれ期間があったというふうに考えれば、現世利益的な側からみたらムダなようでも、内面からみたら重要な時間だったのでしょう」

「じつはこのごろ憂うつで、道を歩いていてもショーウインドーにうつる自分の顔がひどく暗くて醜くみえて、いやな気分でしたが、それに追い打ちかけるようなことがありましてね。大学の友人五人とつい先日一緒になりまして、一人は中国に行く、一人はアメリカに行くというような仕事の話が出たり、給料の話が出たりしましてね。商社のほうがメーカーより少し高いとか、残業手当が商社の男は一時間に三千円だとかいうので、自分の時間給と比べて内心カナワンと思ったり。そんなことでひどく憂うつになっていたところに、比較をいっさい排除して自分を見つめろという文章が目に入って、救いになりました」

「その文章を偶然のように書棚からとり出したことと、無意識は関係があると私は思いますよ。人間は何でも一度体験したことは記憶していて、必要に応じてその記憶が無意識的に働き出すことがあるのじゃないですか」

I氏が今の自分に最も必要な文章を書棚から的確に抜き出したのとは少しちがいますが、フロイ

トは、

「自分が自由連想法を思いついたのは、おそらくルードヴィヒ・ベルネの全集の第一巻に収められている『三日間で独創的著作家となる技術』という小論文が影響しているのだろう」

といっています。

その小論文には、三日のあいだ続けざまに、嘘や気どりを交えずに頭に浮かんだことを全部、何から何まで書きつけるのがよいとあるのだそうです。フロイトは十四歳のときベルネ著作集を人からもらっていて、この全集は人の著作を読むことに没頭した最初のものだといっています。実際にこの独創的な著作家になるための指示を記憶していたわけでもないのに、自由連想法の発想がそれにそっくりなのに気づいて驚いたことを告白し、

「外見上は独創性があるように見えても、その背後には何らかの記憶の忘却があると想像することが許される場合が非常に多いことを明らかにしたものである、ということができるように思われる」

といっています。

「あなたは今エディプスのところまでもどってきて、お母様に対する感情を修正する最終段階にきてることを考えますと、この比較をしないという忠告で救われることが、私にはよくわかるような気がしますよ。あなたを仏の生まれ代わりといって自慢したお母様には、良い子だけを認めるとい

う御気持ちが強くあったわけでしょう。だから、もともとはお兄様やお妹さんより良い子であろうとする比較があって、それがお友達、世間とひろがってゆくわけですから、人との比較の苦しさの基底には、人のおもわく、つまり、お母様のおもわくがあるんですよ。喝采症候群というのはあなたの造語だけど、喝采症候群には、人との比較、それからくる嫉妬心がつきものなのですね」

「ぼくは母への関心が強すぎて、父の問題まで発達していないような気がします。先生の話だと、男の子の超自我は去勢恐怖からエディプスの母への恋愛を断念するとき、父親を自分にとり入れて超自我にするってフロイトがいってるわけですよね。しかしぼくの超自我は、母のような気がしますね。先生が今おっしゃった、いい子でなければ認めないというのが、ぼくの超自我で、しかもそいつが非常に苛酷な力でぼくのなかに働いてるっていうのが、何だかはっきり実感できたようです。たしかにいつも先生のいわれる、自覚があってはじめて処理できるってこと、わかるような気がします。この苛酷な超自我の自覚が、クリシュナムーティに続いているのです」

「まったく人は人、自分は自分なんですよね。人の思惑なんか、本当のところわからないから気にするだけヤボなんですよ」

「ぼくは今になって、自分のパラノイア的なものがよくわかるように思います。母をとり入れた苛酷な超自我とこのパラノイア傾向の関係も、わかるような気がします」

「喝采症候群はパラノイアの誇大妄想と根っこは同じだし、それは目標を高くするということとも同じ根っこだから、男の人にはあってもいいと思うけど、クリシュナムーティの捨てろという、理想との比較、というのは具体的にどんな意味ですか」

「理想を持つことは現実との比較になるから、そういう比較を絶つ、その絶ったところにいちばん深いところからエネルギーが出てくるということなのです。それが行動力の源泉になるということですが、どうも、凡夫はなかなかそうはゆきません」

「老子の無為にして為さざる無しと似てますね。無為というのは自然で無理のないことでしょう。そういう自然で柔軟なあり方でいれば、必要に応じてなすべきことができるというのでしょうね。親鸞のいう他力も、道元のいう只管打座も、盤珪禅師の不生でござれも、ニュアンスは違うけど、おっしゃるところは同じかと思いますよ」

「とても凡人の及ぶところではありませんけど、ぼくにとってとてもほっとする言葉で、ついあがいて疲れたらいつでもこの言葉のところに帰ってくればいいんだという気がします」

「おそらく子供にとっての母親というものの本当の姿は、そういうものなのでしょうね。外ではいろいろあって我慢して帰ってくると抱きとってなぐさめてくれるのが本当の母親ですよ。あなたのお母様もだけど、今のお母様方はまるでその逆だから、子供の心も病気になるはずだと思いますよ」

「そこで比較のない世界で休むと力が出てくるから、また世の中に出て行くのですね」

I氏の喝采症候群にとっては比較を捨てるという言葉はじつにピッタリの忠告だったといえます。これは固定観念を捨てるといいかえてもいいでしょう。自然にまかせる、素直になるといってもいいでしょう。そういう自分の身に合った言葉をくり返し自分にいいきかせる自己教育を試みるのもいいのではないかと思います。

「私たちは現実の社会に生きてゆくのだから、世の中に出るのに目標を持ってもいいんじゃないですか。そこに他人の思惑を気にするようなものが入ってなくて、自然に元気が出てきたら、目標に向かって努力すればいいんじゃないですか。諦観があるということは、退嬰的であることとは違うでしょう。パラノイア的なものが一歳のときからあるのなら、それなりの自覚を持って昇華できればいいのでしょう。クリシュナムーティは、現実人生の努力を否定するのでなくて、比較のないお母さんの胸で休んだら自然に働き出しなさいっていうのでしょう」

こういう会話があってから、I氏のお母さんに対する感情が変わってきました。I氏にかぎらず、分析中は親に対する怨みや批判が出やすく、それはどんな親でも子供に不満を感じさせないで育てることはありえないのですし、とくに神経症の場合はその不満が抑圧されていますから、自由連想法を重ねていれば、親への悪意は出るにきまっています。I氏は神経症でなくても、母に強く拘束されているので、表面の従順さの奥には無理を重ねた怨みが潜在していますから、それが意識化される過程で相当に怒りや憎悪が出てきます。

Ｉ氏の場合、比較の苦しみから解放されることが、母の拘束から解放されることの一つの表現であったともいえましょう。親にかぎらず、人に向けた憎しみや怨みや怒りがあるということは、その人に拘束されていることです。その感情から解放されることは、拘束をとかれることであり、相手を客観的に、ときには同情的にみることが可能になります。

「母は店が忙しかったし、無知なところもある人ですから、子供はものがわかるようになればかわいがればいいいんだというような程度にしか考えていないので、悪気はまったくないのです」

その後、分析の理論とか技法についての話題を好んで出すような状態が出てきたのは、おそらく私が女であっても、分析者には両親どちらの転移も出るので、父親への転移と考えていいでしょう。いわば少年が父親と男どうしのつき合いをするように、私とそういう議論めいたことをする必要があったのでしょう。そして、司法試験のための講習を受けたいから、私のほうの時間を変更してほしいといってきました。

「不思議なものですね。人間の心って。今までそういう講習を受けるべきだと思いながら、塾のほうと時間が折り合わないので見合わせていたのです。それが今度、集めていたパンフレットを見直すと、ちゃんと都合のよい時間のコースがあるのです。どうして見落としていたのか。分析的に考えれば、やはりぼくは本気で司法試験を受ける気がなかったということになりますね。もっとつっこんでいえば、ぼくは教育や犯罪心理に強い関心があるからという理由で教育分析を受けたいといい出したのですが、本当は仕事にも女性にも意欲のない自分を何とかしなければならないというところに追いつめられていながら、自分でそのことに自覚がなかったのだと、今度のことではっきりわかりました。クリシュナムーティじゃないけど、心のほうがととのってくると、手段もととのうということですね。逆にいえば、自分では司法試験を受けるつもりなのに、無意識はその気がないから、ちょうど都合のよいコースがあるのに目に入らなかったのですね」

それからしばらくして、彼はまた次のように話しました。

「ぼくはやはり、まともな勉強してなかったってつくづく感じます。自分のそういうところに直面するのをさけている間に、本当に勉強している人との間にずいぶん差がついてしまったのですね。一人で本を読んでるのと、実務家の話を直接きくのとではまるで違います。読書は平板で、耳から入る理解は立体的といえるでしょうか。独学はやはり欠陥があると改めて再認識しました。これじゃ、ちょっと今度の試験はむつかしいかなという不安が出てきましたが、同時に、まあいいや、やれるとこまでしてみようと思い返して気楽にやってます」

「そのやれるとこまでしてみるというのが、とてもいいですね。どうもあなたは分裂気質のような、そうでもないような、それかといって、まるまるパラノイア気質でもないし、もちろん躁うつではない、という分類しにくいタイプなのですけど、やはり分裂型の喝采症候群とみるのが、いちばん妥当なんでしょうね」

口愛前期に十分お乳をのみ、かなり満足な状態で無事その段階を通過したのに、次の段階に大きな失意があって、卒業したばかりの口愛前期に退行してしまうために、0歳的固着を持つ人があるように思われます。こういう人たちは、柔かい受身の感じで0歳人かと思っていると、退行をうながした問題点である一歳の固着もあって、ちょっと違った感触が出てくるのです。

たとえば、0歳人は自分が精神分析に興味を持って訪ねて来たり、人から誘われて来るようになっても、自分から人を誘いこむことをしません。外向的な人からみたら、根暗とか陰険というのでしょうが、当人は自分が興味があっても、人は面白いかどうかわからないと思って、遠慮するというより、誘う勇気が出ないのです。それは自分が人にすすめられたときに、いやといえないでつき合ってしまうことが多いので、人にもそういう思いをさせるのでないかと心配になるのでしょう。

ところが0歳人と思っている人が周囲をまきこむので、オヤと思うことがあります。分裂型と躁うつ型に分けて人をみていたときは、こういう人を分裂と躁うつの混合型と思っていたわけですが、後にもう少し詳しくわかってみると、この種の0歳人がほとんど逆もどり0歳人で、一歳人でもあるのです。

胎内から口愛前期にかけて何らかの欠損があって基本的に0歳人の人が、その後の一歳の問題もかかえているとき、どちらかというと陰気になりがちな感じなのですが、逆もどり0歳人は実際の口愛前期が良かったために、受身でも明るく、人あたりがいいようです。また、純粋に基本的な分裂型でも、その後の愛情関係が良いためにある程度修正された明るい柔かい人がいます。両者は表面的にはちょっと見わけがつきませんが、前者には逆もどりの動機になった一歳的問題があって、良くも悪くも、後者よりエネルギーがあります。後者も強い分裂型よりは行動力がありますものの、それは自分から積極的に出るものではなく、周囲の要求や状況の必要に迫られて一種反動的なサービスの形で出てくるので、反動的な強さはあっても、外部の要求がなくなると簡単にしぼんでしまいます。逆境では人一倍がんばるのに、状況が良くなるとやる気を失う人がこのタイプです。

以上のようなことは、I氏の分析がこの最終段階にくるまでには折々話が出ていますので、I氏もよく了解しています。

「あなたがこの前、クリシュナムーティをハッと理解して受け入れたのは、あなたの分裂気質がしたことだと思うのですよ。分裂気質の無気力怠惰は困りものですが、そういう傾向は諦観を持ちやすいともいえるんです。またパラノイア気質の執念や勝気はあり方次第で、当人も苦しいし、周囲もいやになるのですけど、エネルギーとして働けば有利でしょう。すべては自覚が大事で、そういう機制がいい組み合わせになれば、とても効率よくなると思いますよ」

「うん、そういえばぼくの今までは、まさに悪いほうにばかり出ていたのですね。勝気のくせに怠惰だった。それを勝気で困る、怠惰で困るというふうにバラバラに理解していましたが、一緒に悪い形で影響し合っていたのだ」

「怠けは諦観に通じるものだし、勝気は生産の原動力。結果を先案じしないでやれるだけやるというのは、まさに自分の性格をよく自覚したところから出る調和した発想ですよ」

「ぼくとしてはこの一年間お世話になって、何が自分のなかで変化したかとチョット考えてみますと、たとえば精神がブロック状の物で一つの形をつくっているとしたら、根本的に組みかえられたという印象はありませんね。今まであったものが崩れて新しいものが構築されたのではなくて、いくらか隙間ができた感じといいますか。風とうしがよくなり動きがよくなって少し自由になったように思います。今、しゃべりながら考えてみると、喝采症候群などと指摘された、自分の肥大した幻想が小さくなって身が軽くなったともいえる感じです」

一般の常識から見ると、むだに見えるこの年月が、I氏の人生にとって大変に有益な年月であったといえるときがくることを祈って、この著作を終わります。

喝采症候群
—独断的パラノイア論—

著者略歴

木田恵子（きだ・けいこ）

本名、梶原《かじはら》恵《え》美《み》子《こ》。1920年生まれ。旧制高女卒業後、昭和16年に故古沢平作博士に師事。日本精神分析学会会員。新潟市社会教育委員、新潟家庭裁判所調停委員、東京家庭裁判所調停委員などを歴任。現在、山王教育研究所顧問（筆名にて）。

著書

〈やさしい精神分析〉三部作
①「子供の心をどうひらくか」
②「０歳人・１歳人・２歳人」
③「人間ごと来談簿」
〈精神分析臨床メモ〉

「添うこころ」「贈るこころ」「こころの真相」

（以上、太陽出版）

「その時、子供はどう思うか」「親たちの過誤」

ほか。

2006年11月５日　発行

［著者］
木田恵子

［発行者］
籠宮良治

［発行所］
太陽出版

東京都文京区本郷4-1-14　〒113-0033
TEL 03(3814)0471　FAX 03(3814)2366
http://www.taiyoshuppan.net/
E-mail　info@taiyoshuppan.net

装幀＝中村　浩（セイエ）
［印刷］壮光舎印刷［製本］井上製本
ISBN4-88469-487-2